毛囊和毛囊肿瘤组织病理学图谱

Histopathologic Atlas of Hair Follicles and Follicle Epithelial Neoplasms

编著 单士军 郭 莹 陈洪铎

秘书 刘笑言 高 微

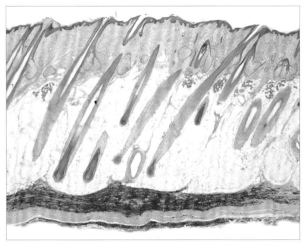
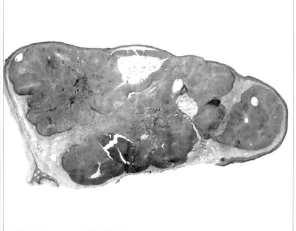

北京大学医学出版社

图书在版编目（CIP）数据

毛囊和毛囊肿瘤组织病理学图谱/单士军，郭莹，
陈洪铎编著.—北京：北京大学医学出版社，2023.7
ISBN 978-7-5659-2924-3

Ⅰ.①毛⋯ Ⅱ.①单⋯②郭⋯③陈⋯ Ⅲ.①皮肤肿
瘤—病理学—图谱 Ⅳ.①R739.52-64

中国国家版本馆CIP数据核字（2023）第112324号

毛囊和毛囊肿瘤组织病理学图谱

编　　著：单士军　郭　莹　陈洪铎
出版发行：北京大学医学出版社
地　　址：（100191）北京市海淀区学院路38号　北京大学医学部院内
电　　话：发行部 010-82802230；图书邮购 010-82802495
网　　址：http://www.pumpress.com.cn
E-mail：booksale@bjmu.edu.cn
印　　刷：北京金康利印刷有限公司
经　　销：新华书店
责任编辑：李　娜　　责任校对：靳新强　　责任印制：李　啸
开　　本：889 mm×1194 mm　1/16　印张：7.5　字数：201千字
版　　次：2023年7月第1版　2023年7月第1次印刷
书　　号：ISBN 978-7-5659-2924-3
定　　价：85.00元

谨以此书纪念皮肤病理学家

A. Bernard Ackerman

作者简介

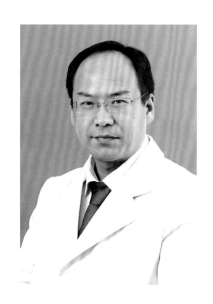

单士军，医学博士，主任医师，副教授，博士研究生导师，现为杭州市第三人民医院皮肤四科主任。曾任厦门大学医学院皮肤病与性病学系主任、厦门大学附属翔安医院皮肤科主任、天津医科大学总医院皮肤科副主任医师。福建省引进高层次人才（国内 B 类），美国 Ackerman 皮肤病理研究所访问学者。社会任职包括世界华人皮肤科医师协会副秘书长、全国医药学教考融合皮肤性病学专业委员会副秘书长、*Dermatologic Therapy* 副主编及《中华皮肤科杂志》等多个中西医皮肤病学杂志编委和审稿人。

主攻方向为皮肤病理学、皮肤肿瘤及皮肤光老化防治。开发出皮肤顽症特应性皮炎和银屑病的治疗新策略及难治性病毒疣的治疗新手段，研究成果成功转化临床。

共发表研究论文 80 余篇，以第一或通讯作者发表英文文章 30 余篇（其中 *BMJ*、*BJD*、*Sci Rep*、*Molecules* 等为 JCR 一区、二区）。参编或参译专著 11 部，副主编和副主译专著 2 部，独立编写专著《皮肤性病学临床病理图谱》和《皮肤性病病理诊断》，共计约 100 万字。

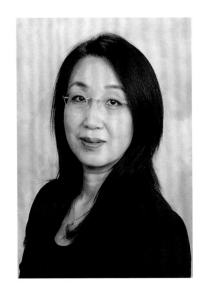

郭莹，美国 Ackerman 皮肤病理研究所主任。毕业于中国医科大学，并在杨景春教授指导下获得皮肤病理学硕士学位。师从世界著名皮肤病理学家 A. Bernard Ackerman 教授。目前在美国 Ackerman 皮肤病理研究所从事诊断及教学工作。2022 年到 RWJ 大学医院从事诊断及教学。现任世界华人皮肤科医师协会副会长、美国华人医师协会皮肤病理学分会会长。发表文章 60 余篇，主编专著 7 部。

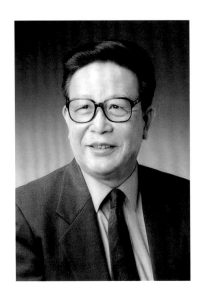

陈洪铎，中国工程院院士，国家卫健委免疫皮肤病学重点实验室主任，中国医科大学光医学中心主任，中国医科大学附属第一医院名誉院长，国际美容皮肤科学会会长，国际皮肤科学会常务理事，皮肤性病学教授、主任医师、博士生导师。共发表学术论文 693 篇，其中包括 *Nat Genet* 等 SCI 期刊论文 325 篇。获科技进步奖 5 项，授权专利 34 项。主编、合编及主审著作 37 部（其中英文专著 10 部）。

序　言

2019 年，单士军博士作为引进人才来到厦门大学医学院工作。今年年初，他又在陈洪铎和郭莹两位教授的指导下完成了《毛囊和毛囊肿瘤组织病理学图谱》的编撰，并邀请我作序，我感到很欣慰。

皮肤病与性病学是临床医学中病种最多、难度最大的学科之一，目前已知病种有 2500 余种。皮肤病的临床表现复杂多变，皮肤病理学诊断在疑难皮肤病尤其是皮肤肿瘤的诊疗中则极为重要。皮肤肿瘤基本上涵盖了人体所有组织来源的良、恶性肿瘤，既有来源于皮肤本身的，也有来源于间叶组织以及脏器肿瘤的皮肤转移，这其中又以皮肤附属器肿瘤最为复杂。

毛囊是人体最主要的附属器，由胚胎毛囊生发细胞发育而来，随后形成毛母质细胞。毛母质细胞发育出内、外根鞘和毛干。毛囊由上到下分成毛囊漏斗、峡部、毛茎和毛球，各部位细胞形态又有差别。因此，向不同的毛囊细胞类型和毛囊部位分化的肿瘤极为庞杂，而这还没有将毛囊周期考虑在内。目前，关于毛囊肿瘤的专著对这类肿瘤的分类和描述均不相同。这既体现了该病的复杂性，也说明了临床迫切需要一套系统完善的毛囊肿瘤分类体系。

本书开篇介绍了毛囊和毛囊肿瘤相关病理术语，并配以经典清晰的图片，有助于大病理和皮肤病理医生的入门学习。本书将向毛囊分化的肿瘤根据毛囊分部和细胞来源进行分类，详细讲解了每个毛囊部位的分化线索，以及毛囊肿瘤的结构模式和轮廓，建立了一套比较完善的毛囊肿瘤分类体系。从本书也可以窥见 Ackerman 教授、陈洪铎院士、郭莹教授以及单士军博士几代学者对于皮肤毛囊肿瘤研究的沉淀和感悟。

单士军博士是陈洪铎院士的学生。2018 年 3 月，他由天津医科大学总医院来到厦门大学附属翔安医院工作。在他的主持下，皮肤科初步完成了科室布局、团队建设以及设备配置，建立了多个亚专业。医院开业至今，皮肤科已经形成了稳定的诊疗模式，科室业务稳步增长。在此基础上，他仍然坚持临床经验的总结和积累，在医学顶级期刊发表了多篇文献。他在疫情期间也没有懈怠，完成了这本《毛囊和毛囊肿瘤组织病理学图谱》的撰写。

该书延续了单士军博士此前编著的《皮肤性病学临床病理图谱》和《皮肤性病病理诊断》的一贯风格，图片典型、清晰，文字简洁、明了。希望该书可以成为大病理和皮肤病理医生学习及临床工作中一部有价值的参考书。

韩家淮　中国科学院院士

厦门大学医学院院长

前　言

为了编写《毛囊和毛囊肿瘤组织病理学图谱》这本书，我准备了大概 10 年时间。以往每当学习使用到毛囊肿瘤这一部分时，我就会被大量的名词术语所困扰。它们单摆浮搁，缺乏内在联系，只能去死记硬背，而效果却事倍功半。我遍翻了各种大部头的皮肤病理学专著，包括 *Lever's Histopathology of the Skin*、*McKee's Pathology of the Skin*、*Weedon's Skin Pathology Essentials*，也没能从中整理出一套系统完整的毛囊肿瘤分类体系。2013 年，我到美国 Ackerman 皮肤病理研究所访学，追随郭莹老师学习深造。其间，我研究了 Ackerman 教授的著作 *Histopathologic Diagnosis of Adnexal Epithelial Neoplasms*，渐渐理出毛囊肿瘤的分化和分类头绪。之后，我又多次聆听郭老师关于毛囊肿瘤的专题讲座。自此，毛囊肿瘤分类体系在我的脑海里越来越明晰。在和陈洪铎院士、郭老师多次深入探讨后，我们逐渐形成按照毛囊分部和细胞类别的毛囊肿瘤分类体系，遂即产生了编写该书的想法。

本书前两章分门别类地详尽描述了皮肤附属器和附属器肿瘤的相关术语，可作为皮肤病理初学者或研究者的案头参考，方便临床查阅、比对。在第 2 章中，我们详细论述了毛囊的组织结构和生长发育，将成熟的生长期毛囊基于形态学和生物学特征分成上、下两个部分；对毛囊周期也做了详细阐述，只有毛囊下段即毛球和毛茎参与了毛囊循环；对各个时期的毛囊结构和细胞形态做了详细描述，而这种描述正是后文毛囊肿瘤分类的基础。另外，书中详细介绍了不同部位的毛囊特征，这些现象总结直接助益于我们团队关于雄激素性脱发的研究。我们的单细胞测序结果提示，雄激素性脱发患者外毛根鞘细胞数量急剧下降，而这也是雄激素性脱发患者小毛囊发生的直接原因。

毛囊由胚胎期生发细胞发育而来，生发细胞形成毛母质细胞，毛母质细胞发育出内、外根鞘和毛干。毛囊由上到下分为漏斗、峡部、毛茎和毛球，各部位细胞形态已经在书中前半部分详述。在第 3 章中，我们结合 Ackerman 教授的"轮廓式"病理诊断和毛囊细胞形态学改变来诊断毛囊肿瘤，基于毛囊分部和细胞分类建立起新的毛囊肿瘤分类体系，并将该思想贯穿全书。

在第 4~6 章中，我们详细讲述了每个毛囊部位的分化线索，结合各个部位肿瘤的结构模式和轮廓，将这些肿瘤的良恶性分类、毛囊部位分类、细胞形态分类，分别悬挂于整个毛囊，形成一套较为完备的、形象生动的毛囊肿瘤病理诊断体系。书中图片经典可靠，表格清晰明了。相信该书能够成为皮肤科医生、大病理和皮肤病理医生学习及工作的参考书。

在此诚挚感谢北京大学医学出版社的编辑老师们，她们给书稿提出结构和逻辑方面的建设性意见，并认真细致地校对书稿，为该书面世付出了大量心血！

由于著者学术水平所限，书中仍有许多不尽如人意之处，衷心希望各位读者朋友不吝指正！

单士军

2023 年 6 月 9 日

目　录

第 **1** 章

皮肤毛囊和毛囊肿瘤相关术语

一、皮肤毛囊组织学相关术语

1. 附属器（adnexa）

　　附属器为附属于发现它们的主要器官的附属结构。皮肤附属器包括上皮组织来源和非上皮组织来源。上皮组织来源的包括甲、毛囊、皮脂腺、顶泌和外泌汗腺单位（图1-1）。非上皮组织来源的包括血管、神经和立毛肌。附件（appendages）不同于附属器，前者指毛发和甲，它们伸出皮肤表面且无活性。

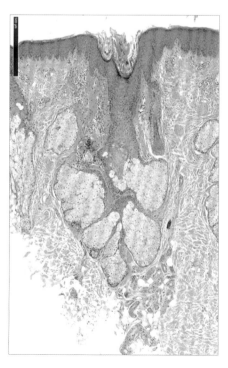

图1-1　**附属器**　毛囊、皮脂腺和汗腺。

2. 附件（appendages）

　　附件是指长出于皮肤表面且附着于皮肤的特定结构，包括毛发和甲。不同于皮肤附属器（adnexa）的顶泌汗腺 - 皮脂腺 - 毛囊和外泌汗腺单位，以及皮肤血管、神经和平滑肌等均全部包裹在皮肤内，附件则在皮肤中形成，从皮肤中长出并向皮肤外延伸。毛发起源于毛球的毛母质细胞（图1-2），而甲起源于甲母质细胞。

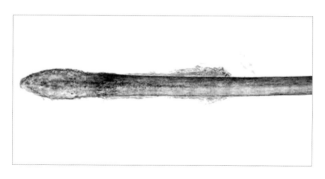

图1-2　**附件**　毛发。

3. 毛的、毛发的（pilar）

　　"pilar"和"tricho"一样，均为毛的、毛发的（图1-3），前者是拉丁语，后者是希腊语。毛囊（follicular）与之相反，它特指整个毛囊，内含毛发。术语"pilar"和"tricho"与"follicular"经常交替使用，但不准确。例如毛鞘棘皮瘤（pilar sheath acanthoma）、毛母细胞瘤（trichoblastoma）、毛母质瘤（pilomatricoma）等，每一种增殖都是由活细胞组成，类似毛囊上皮，而非简单地类似毛发的失活细胞。另外，不存在真正的毛发囊肿（虽然毛干常在脂囊瘤、发疹性毳毛囊肿和表皮囊肿中发现），只有表皮囊肿（如漏斗部囊肿）和毛囊囊肿（峡部囊肿）。

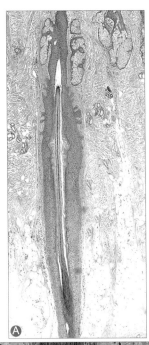

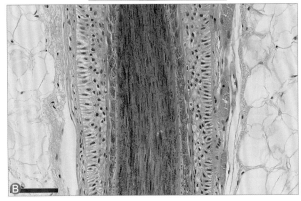

图1-3 （A, B）毛的，毛发的

4. 毛发的（tricho-）

"tricho-"是希腊语中毛发的前缀（图1-4），在拉丁语中和"pilo"同义。这个前缀如下使用正确，比如拔毛癖（trichotillomania），它是一种由于习惯性扭曲拉扯毛发而导致的疾病。当涉及毛囊（follicular）、漏斗（infundibulo）和皮脂腺（sebaceo）时，该前缀使用不当，如trichoepithelioma、trichoblastoma、trichoadenoma和trichodiscoma。

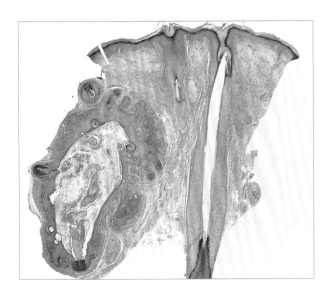

图1-4 毛发的（tricho-） 该图所示为囊型全毛囊瘤，图片右侧为完整毛囊，中间毛发制片脱落，左侧肿瘤向毛囊所有部位分化，很好地描述了术语"tricho-"。

5. 终毛（terminal hair）

终毛的毛囊宽大，深达于皮下脂肪层（图1-5）。毳毛（vellus）短小，仅位于皮肤表面，即网状真皮上部。

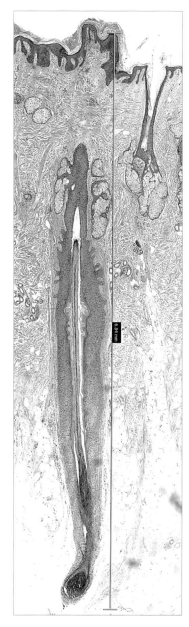

图1-5　终毛

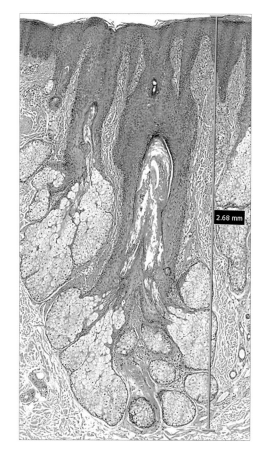

图1-6　毳毛

6. 毳毛（vellus）

毳毛指位于皮肤表面的细小毛囊，大约位于网状层真皮（图1-6）。毳毛与"终毛"对应，后者毛囊宽大，深植于皮下脂肪浅层。

7. 滤泡／毛囊（follicle）

"follicle"指一个非常小的囊泡，在体内有多种类型，如毛囊、甲状腺滤泡、淋巴滤泡以及卵巢滤泡。在皮肤组织胚胎学和皮肤病理学领域，"follicle"一词仅指毛囊。毛囊毛球部位主要由毛母质细胞构成，成熟后分化为毛发本身、包裹毛发的内根鞘和形成内根鞘外套的外根鞘。生长期毛囊由两部分组成：包括暂时性的毛囊下部和毛球以及永久性的毛囊漏斗和峡部（图1-7）。漏斗部属于表皮而非毛囊。每个毛囊无论是终毛还是毳毛（vellus），都被结缔组织即毛囊周围鞘包围。

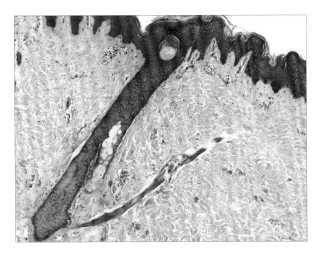

图1-7 毛囊 立毛肌附着点以上为毛囊上部，包括峡部和毛囊漏斗。

8. 毛囊漏斗连续性（continuity with an infundibulum or infundibula）

毛囊漏斗连续性描述的是增殖细胞与先前存在的毛囊漏斗上皮之间的直接连续（图1-8）。当增殖为良性时，连续性提示皮脂腺或顶浆分泌分化。当增殖为恶性时，则提示向皮脂腺、顶浆分泌或毛囊分化，如向毛囊分化则为基底细胞癌生发细胞。

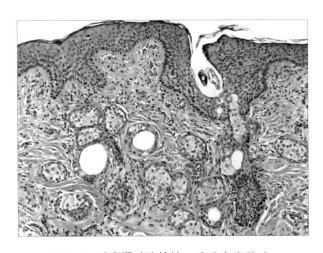

图1-8 毛囊漏斗连续性 见于皮脂腺痣。

9. 纤维上皮细胞单位（fibroepithelial units）

纤维上皮细胞单位是由上皮细胞和胶原纤维组成的分散复合体，这些组合通过环绕的裂隙彼此分离。该模式提示良性病变，典型改变见于毛母细胞瘤（图1-9）和毛囊瘤。

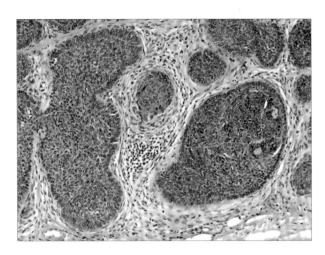

图1-9 纤维上皮细胞单位 见于毛母细胞瘤。

10. 纤维化（fibrosis）

纤维化是一种异常纤维组织的形成过程，其特征是在病变进展完全时纤维细胞和胶原数量均增加（图1-10）。纤维化后期，胶原数量可能会显著减少，临床表现类似萎缩。当病程晚期纤维细胞数量减少，胶原束均质化增加则表现为硬化（sclerosis）。在任何疾病过程中，机体细胞和结缔组织框架减少均会导致纤维化。电凝术和刮除术后急性炎症过程，结核干酪样坏死和梅毒树胶肿的长期慢性炎症过程，结节性基底细胞癌肿块或细胞坏死等均可导致纤维化。一般来说，纤维化数量与组织丢失的程度成正比。纤维组织增生（fibroplasia）是纤维化的同义词。当纤维组织增生发生在良、恶性肿瘤时，则为结缔组织增生（desmoplasia）。

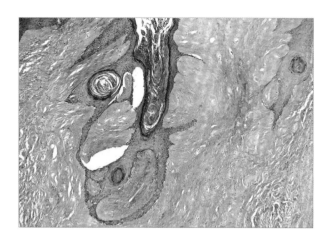

图1-10　纤维化　见于错构瘤。

细胞"在本书中是将来分化漏斗-顶泌汗腺-皮脂腺-毛囊单位的生发细胞的缩写。

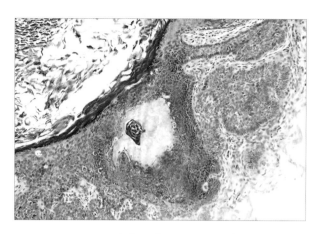

图1-12　生发细胞　见于全毛囊瘤。

11. 胚芽（germ）

胚芽描述的是在胚胎期皮肤成簇的生发细胞，分化出漏斗-顶泌汗腺-皮脂腺-毛囊单位和外泌汗腺单位（图1-11）。这两个单位来自不同胚芽，均位于外胚层表面基底。新月形的毛囊胚芽附着一簇原始间充质细胞形成未来的毛乳头。外泌汗腺胚芽形似小瘤，不伴任何乳头间充质细胞。

13. 胚芽样（germ like）

胚芽样指类似胚胎期胚芽将来分化出漏斗-顶泌汗腺-皮脂腺-毛囊单位的生发细胞结构，见于各型基底细胞癌，包括浅表型、结节型、纤维上皮瘤型（图1-13）和漏斗囊性等。

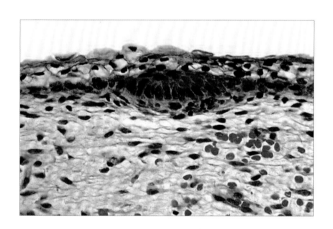

图1-11　胚芽

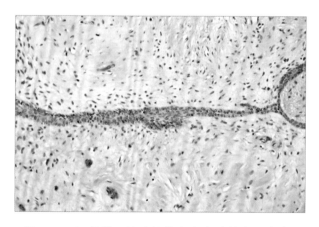

图1-13　胚芽样　见于纤维上皮瘤型基底细胞癌。

12. 生发细胞（germinative cells）

在肿瘤增殖过程中，生发细胞类似于胚胎上皮中的胚芽，形成整个毛囊漏斗-顶泌汗腺-皮脂腺-毛囊单位（图1-12）。生发细胞可见于良性肿瘤如毛母细胞瘤或恶性肿瘤如基底细胞癌。"毛囊生发

14. 胚芽和乳头（germ and papilla）

在胚胎初始阶段，胚芽呈新月状，随后很快伸长，有乳头与之相邻。胚芽和乳头联合负责分化漏斗-顶泌汗腺-皮脂腺-毛囊单位。类似结构可见于从毛发上皮瘤到纤维上皮瘤型基底细胞癌，从面

部纤维性丘疹到皮脂腺痣，从全毛囊瘤到釉质样毛母细胞瘤等各种良、恶性增殖过程（图1-14）。

15. 毛母细胞（trichoblast）

毛母细胞类似于胚胎期胚芽生发细胞，最终分化形成漏斗 - 顶泌汗腺 - 皮脂腺 - 毛囊单位，是毛囊生发细胞（follicular germinative cell）的同义词。毛母细胞异常增殖形成毛母细胞瘤（图1-15）和基底细胞癌。

16. 毛透明蛋白（trichohyalin）

毛透明蛋白指毛囊内根鞘 HE 染色呈鲜红色的颗粒状物质，类似于上皮、表皮和皮脂腺导管上部透明角质蛋白（图1-16）。然而，与透明角质蛋白不同，毛透明蛋白特异性存在于毛囊内根鞘。毛透明蛋白对毛发的正常角化与透明角质蛋白对角质层的正常角化作用一样重要。如增殖细胞出现毛透明蛋白，是向毛囊内根鞘分化的确切证据。毛透明蛋白也见于先天性大疱性鱼鳞病样红皮病和其他表皮松解性角化过度即颗粒变性情况。

17. 外根鞘分化（tricholemmal differentiation）

外根鞘分化指增殖细胞向毛囊外根鞘（outer sheath of tricholemmal）分化，并表达其特征：①细胞类似正常外根鞘，胞质苍白或透明，周围柱状细胞呈栅栏样排列于基底膜上；②胞质丰富，粉红染，类似外根鞘或毛囊峡部细胞。峡部毛鞘分化

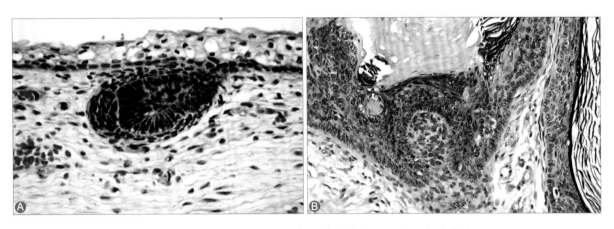

图1-14　胚芽和乳头　A.胚胎期胚芽和乳头；B.见于全毛囊瘤。

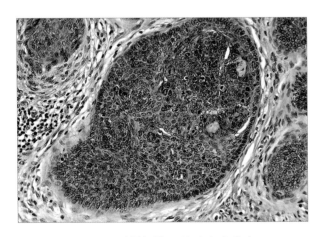

图1-15　毛母细胞　见于全毛囊瘤。

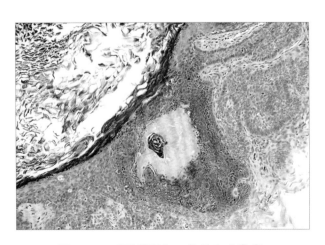

图1-16　毛透明蛋白　见于全毛囊瘤。

也以缺乏颗粒层的致密角化为特征。由于胞质中含有丰富糖原，外根鞘细胞和向外根鞘分化的细胞胞质苍白、淡染。毛茎部外根鞘分化见于面部消退期寻常疣（毛鞘瘤）（图1-17）。峡部外根鞘分化见于毛囊漏斗部肿瘤和毛鞘棘皮瘤。

18. 毛母质细胞（matrical cells）

毛球以毛母质细胞为主，组织病理学上可分化出外根鞘、内根鞘和毛发三种成分。毛母质细胞与毛囊生发细胞有本质区别，后者产生于胚胎期外胚层表面，并分化出整个漏斗 - 顶泌汗腺 - 皮脂腺 - 毛囊单位，也包括毛囊的毛母质细胞。与毛母质细胞位于毛球内不同，出生后，毛囊生发细胞位于毛囊峡部基底膨出，休止期末负责重构生长期毛囊下部及毛球。这一过程与"隆突激活"无关。毛母质细胞与生发细胞在细胞学上的区别是后者体积较大，细胞核染色较生发细胞浅，核仁突出，常处于有丝分裂状态。异常毛母质细胞见于良性毛母质瘤和母质瘤以及恶性的母质癌（图1-18）。

19. 母质（matrix）

该术语用来描述三种不同情况：①起支持作用的上皮结构和结缔组织，由基质、糖蛋白和水构成；②毛球的主要细胞部分，分化出外根鞘、内根鞘和毛干；③甲的鳞状生发上皮，位于甲半月近端下方，形成甲板（图1-19）。

20. 影细胞（shadow cells）

毛母质细胞在其角化过程中，细胞核渐渐溶解消失，但仍能辨别其模糊轮廓，而变为影细胞。影细胞代表毛母质细胞向毛发分化的错误尝试，仅在毛囊性疾病毛母质细胞存在的情况下找到，如全毛囊瘤、毛母质瘤（图1-20）和母质瘤以及母质癌。伴有顶浆分泌、漏斗部分化、毛囊分化以及偶有皮脂腺分化的皮肤混合瘤偶尔也能发现。影细胞容易发生钙化，最初表现为零星分布的细微嗜碱性颗粒，排列紧密。后期则表现为紫色均质化斑片。

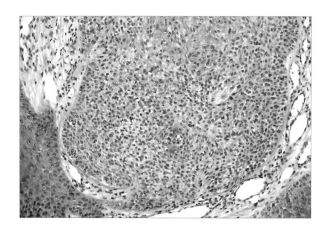

图1-17　外根鞘分化　见于毛鞘瘤。

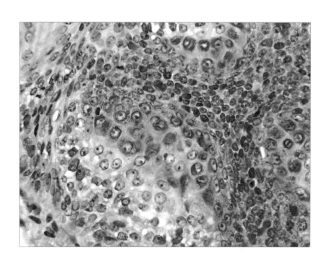

图1-18　毛母质细胞　见于全毛囊瘤。

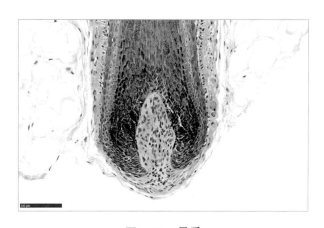

图1-19　母质

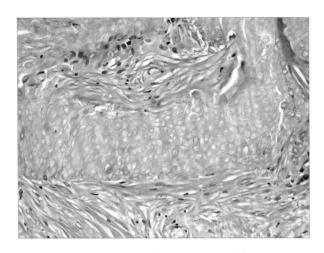

图1-20　影细胞　见于毛母质瘤。

21. 浆细胞样（plasmacytoid）

浆细胞样描述一种类似于浆细胞的细胞学特征，即细胞核偏于一侧，胞质丰富，嗜双性染色（图1-21）。浆细胞样细胞常出现在顶泌汗腺分化疾病过程中，如顶泌汗腺瘤和顶泌汗腺混合瘤。

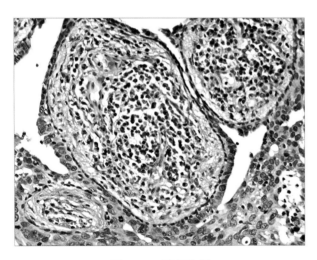

图1-21　浆细胞样

22. 螺旋（spir-）

"spir-"是一个前缀，用来表达与螺旋结构相关（图1-22）。皮肤病理学中的"螺旋"传统上指外泌汗腺导管表皮内螺旋部分和被认为是外泌汗腺来源的增殖。然而，术语"外泌汗腺螺旋腺瘤"（eccrine acrospiroma）是误用，因为螺旋腺瘤显示顶泌汗腺分化，而顶泌汗腺末端导管通过漏斗底部上皮。所以"螺旋"概念同时适用于顶泌汗腺和外泌汗腺。

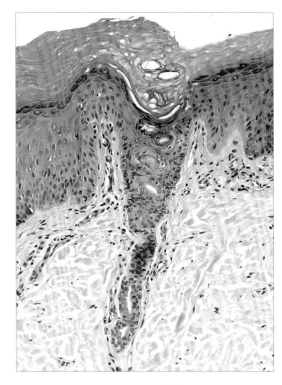

图1-22　螺旋

23. 管（syring-）

管指管状结构，见于汗管瘤（图1-23）和汗管瘤样癌的管状构成部分，同时也见于其他向外泌汗腺、顶泌汗腺和皮脂腺导管分化的肿瘤部位。

24. 顶浆分泌（apocrine）

顶浆分泌是一种分泌方式，腺体细胞一小部分以分泌物的形式被挤压分泌到管腔中（图1-24）。普通光镜下可见腺体细胞顶端一小部分凸起被挤压断裂进入管腔，也即断头分泌。顶泌细胞胞质丰富，呈嗜酸性，颗粒状，细胞核呈均一圆形，位于细胞底部。顶泌汗腺通常位于腋下、会阴、脐周和眼睑，头面部较少。乳腺、耵聍腺和Moll腺均为顶泌汗腺。

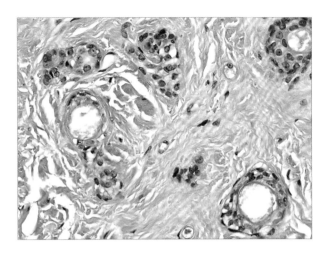

图1-23 管 见于汗管瘤。

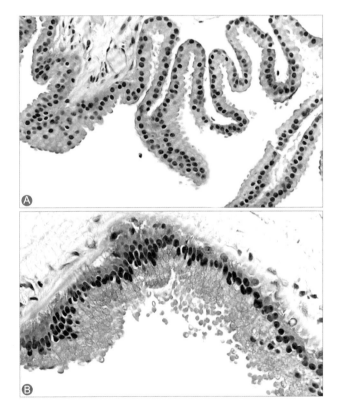

图1-24 （A，B）顶浆分泌 见于大汗腺囊瘤。

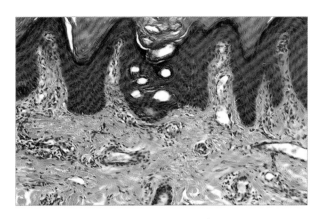

图1-25 末端汗管

26. 表层细胞（cuticular cell）

表层细胞是排列在外泌汗腺或顶泌汗腺的导管表层，细胞核呈圆形，胞质丰富，呈嗜酸性。这些细胞见于汗孔瘤（图1-26）或汗孔癌的导管部位，其他部位细胞为孔细胞。

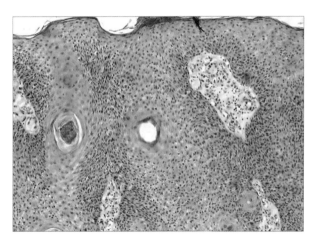

图1-26 表层细胞 见于汗孔瘤。

27. 导管（duct）

导管是由上皮细胞排列的管状结构，专门用于输送或排泄分泌物（图1-27）。大多数导管如外泌汗腺的皮肤导管除了用于运输外，还有物质交换和浓缩功能（主要是电解质）。顶泌汗腺和外泌汗腺导管在形态上难以区分，皮脂腺导管有锯齿状表面，易于区分。

25. 末端汗管（acrosyringium）

末端汗管通常指外泌汗腺导管位于表皮内的末端螺旋部分（图1-25）。顶泌汗腺导管末端螺旋形穿过毛囊漏斗上皮的部分也属于末端汗管。因此，就有外泌汗腺末端导管和顶泌汗腺末端导管。

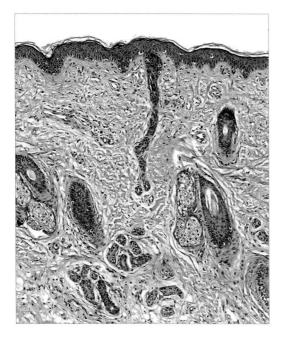

图1-27 导管

28. 外分泌（eccrine）

外分泌是一种分泌方式或腺体类型。分泌细胞在产生和释放分泌物的过程中保持完整，也称为局质分泌（图1-28）。外泌汗腺通常分布在全身各个部位，以掌跖部位尤多，但该处缺乏顶泌汗腺和毛囊。

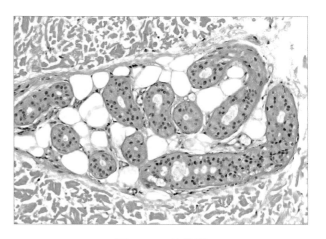

图1-28 外分泌

29. 腺体（gland）

腺体指组织或器官内单独一个上皮细胞或一组细胞（图1-29），专门用来产生和释放体内其他部位需要的物质（分泌物）或从体内排出物质（排泄）。没有排泄导管的腺体如肾上腺和甲状腺被称为内分泌腺。有排泄导管的腺体如外泌汗腺、顶泌汗腺和皮脂腺则被称为外分泌腺。皮肤内含有的腺体包括外泌汗腺、顶泌汗腺和皮脂腺。

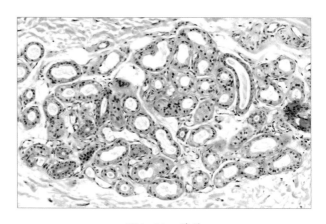

图1-29 腺体

30. 全浆分泌（holocrine）

"holocrine"的字面意思是完全分离，指一种腺体或腺体分泌的某种物质，其中负责分泌这种物质的细胞破裂并全量释放这种物质进入腺腔（对于成熟的皮脂腺细胞即脂质）（图1-30）。

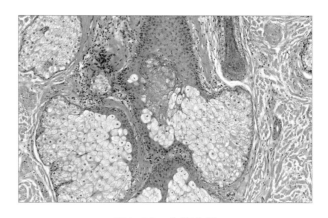

图1-30 全浆分泌

31. 未成熟皮脂腺细胞（immature sebocyte）

未成熟皮脂腺细胞是一种胞核呈圆形、胞质少且缺乏空泡的皮脂腺细胞（图1-31），位于正常皮脂腺的最外围，可以分化为成熟皮脂腺细胞。在良性皮脂腺瘤和恶性皮脂腺癌亦可见。正常皮脂腺

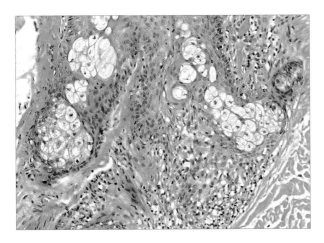

图1-31　未成熟皮脂腺细胞

未成熟的小细胞从小叶最边缘处移行到小叶中心皮脂腺导管附近。移行过程中，脂质液泡核质增多致胞质剧烈膨胀，核压缩成扇形。成熟皮脂腺细胞（mature sebocyte）是指皮脂腺细胞具有典型成熟特征，即细胞质中充满大量的液泡，液泡含有脂质，细胞核由于受到液泡数量不断增加挤压而呈扇形。该过程也代表位于皮脂腺小叶周围的未成熟细胞渐次发育。随着时间的推移，这些细胞逐渐向小叶中心皮脂腺导管移动，最终崩解、全浆分泌。

32. 小叶（lobule）

小叶是指一种弧形或圆形突出物，如皮脂腺一个分支即皮脂腺小叶。该术语也适用于皮下脂肪，无数脂肪细胞由纤维间隔分成脂肪小叶（图1-32）。

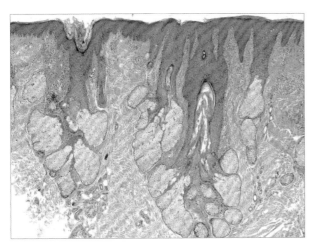

图1-32　小叶

33. 管腔（lumen）

管腔是由内皮细胞构成的位于小管或内膜内的通道。正常皮肤附属器有三种不同类型的管腔，即外泌汗腺管腔、顶泌汗腺管腔和皮脂腺管腔。增殖上皮内分化出管腔提示其周围细胞已分化为腺体或导管。正常皮肤内大多数管腔是由内皮细胞排列的血管（图1-33）。

34. 局质分泌（merocrine）

局质分泌指一种腺体或由腺体产生的分泌物，其中负责产生该物质的腺体细胞在产生和释放过程中保持完整。外泌汗腺是皮肤中唯一的局质分泌腺（图1-34）。

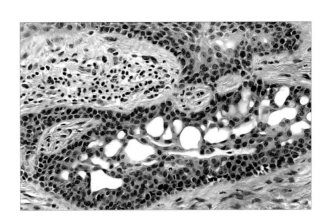

图1-33　管腔

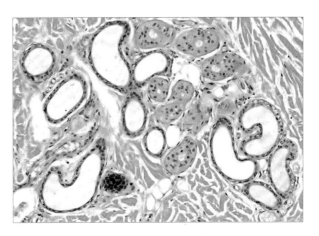

图1-34　局质分泌

二、皮肤毛囊肿瘤相关术语

35. 结构模式（architectural pattern）

该术语贯穿本书始终，指增殖细胞聚集所形成的模式（图1-35）。与细胞病理学的细节描述不同，细胞在组织切片中形成的结构模式主要是通过扫描倍数识别。我们熟知的增殖模式包括：席纹状、束状、吻合状、靶状、釉质样、巢状、腺样囊状、孔状、管状、乳头状、实性和筛状。

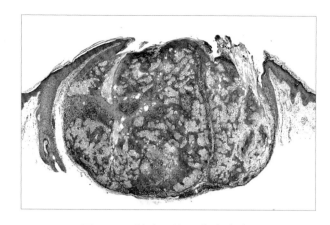

图1-36　肿瘤　见于皮脂腺瘤。

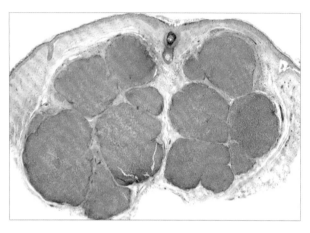

图1-35　**结构模式**　表现为良性增殖轮廓，真皮内形状大小近似的实性结节，边缘光滑，见于皮脂腺上皮瘤。

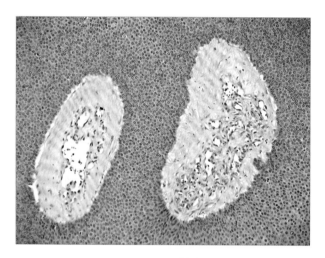

图1-37　增殖

36. 肿瘤（neoplasm）

经典病理学认为增殖细胞生长速度超过正常组织，而且与正常组织不协调，当引起变化的刺激停止后，仍以同样的方式过度增殖，则为肿瘤（图1-36），与增生（hyperplasia）不同。当刺激消失后增生可停止。肿瘤可分为良性和恶性。恶性肿瘤由于局部组织破坏或广泛转移而导致死亡。

37. 增殖（proliferation）

增殖泛指除炎细胞以外任何细胞数量的增加，因此"proliferation"传统上代指包括良恶性肿瘤、增生和错构瘤在内的所有细胞增殖。出于统一考虑，本书使用"增殖（proliferation）"一词来描述"肿瘤、增生、错构瘤"三种情况（图1-37）。150

余年来，人们对这三种情况没有一致的定义，但是涉及诊断的特异性，明确的定义又显得极其重要。如寻常疣伴有皮脂腺分化、纤维毛囊瘤/毛盘瘤、黑头粉刺痣、汗腺螺旋腺瘤以及微囊肿附属器癌等情况，临床医生应该立即给出具体诊断及精准治疗。

38. 良性（benign）

良性指肿瘤的增殖行为缺乏局部组织破坏或转移导致死亡的能力（图1-38）。该术语不应该用来描述细胞病理学特征，例如"良性毛母细胞"这个描述并不准确，因为常规显微镜下不能确定细胞良、恶性。然而，肿瘤细胞的细胞核可以明确定性为单一形态或多形性。基于结构模式（肿瘤轮廓）和细胞病理学特征，并借鉴之前相似外观的生物学

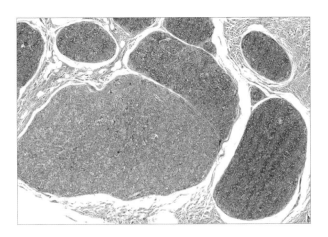

图1-38　良性　见于螺旋腺瘤。

行为是能够判断良、恶性的。因此，增殖结构模式（轮廓）是衡量生物学行为的最佳尺度。

39. 未分化（undifferentiated）

未分化指增殖细胞完全缺乏分化，在常规显微镜下看不到任何特征性证据，但电镜技术和免疫组化可以特异性识别某些恶性增殖（图1-39）。

40. 错构瘤（harmatoma）

错构瘤的特征是特定器官固有组织的排列异常，病变可通过显微镜下识别，其排列异常在第一眼看来是正常的，或者仅有轻微异常。典型皮肤错构瘤为皮脂腺痣（图1-40），但如毛囊瘤、纤维毛囊瘤/毛盘瘤、面部纤维性丘疹、脂囊瘤、外泌汗腺和顶泌汗腺痣等均属于错构瘤。由于错构瘤是胚胎发育过程中的错误所致，因此该术语不适用于组织结构成熟以后开始的细胞增殖。例如，深部型先天性色素细胞痣是错构瘤，而获得性色素痣如Spitz痣和Reed痣则是良性肿瘤。

41. 增生（hyperplasia）

经典病理学中，增生指当刺激停止后细胞增生消退，例如寻常疣。遗憾的是，这个定义并不适用于当下，因为我们通过常规显微镜评估不能在组织切片中识别出引起增生的刺激因素；而

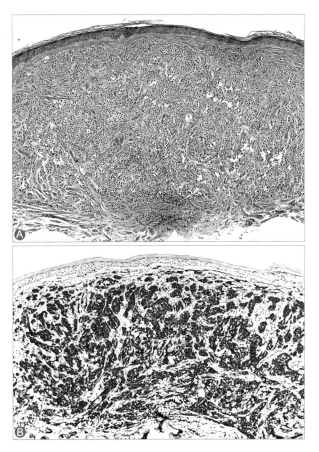

图1-39　未分化　A.见于结节性黑色素瘤；B.melan-A染色见增殖黑色素瘤细胞。

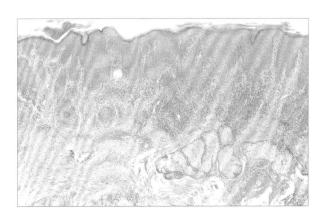

图1-40　错构瘤　见于皮脂腺痣。

在大多数情况下，刺激因素也欠缺。因此，术语"增生"建议用于描述正常细胞数目的增加，细胞排列相对正常，如在所谓的汗管纤维腺瘤（syringofibroadenoma），即长期慢性淋巴水肿致纤维化基质改变导致外泌汗腺导管上皮增生。与大

汗腺纤维腺瘤不同，汗管纤维腺瘤是一种良性肿瘤。皮肤大多数假癌性增生来源于毛囊漏斗上皮和外泌汗腺导管上皮增生。基于诊断需要，某些特定情况被称为肿瘤（neoplasm）、增生（hyperplasia）或错构瘤（hamartoma）。本书中使用"增殖"（proliferation）一词作为所有这些疾病的总称（图1-41）。

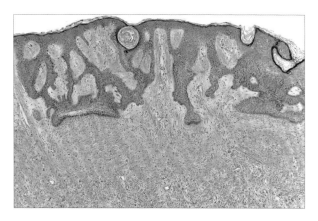

图1-41　增生　见于皮肤纤维瘤毛囊诱导。

42. 畸形（malformation）

畸形是指胚胎发育异常而导致的结构异常。畸形可通过肉眼检查和常规显微镜检查来识别，表现为器官发育不完全。虽然"畸形"一词通常被用作错构瘤的同义词，但两者在概念和形态上都不同。错构瘤是特定器官固有组织的排列异常，其排列异常组织在第一眼看来是正常的，因此需要通过显微镜常规检查，而不能仅靠大体检查确定。畸形是解剖结构的异常，可以通过肉眼识别（图1-42）。

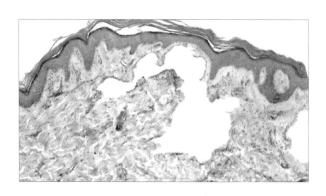

图1-42　畸形　见于限局性皮肤淋巴管瘤。

43. 上皮瘤（epithelioma）

"epithelioma"是一个法语词，但在以英语为语言的皮肤科医生和病理学家应用时则产生了歧义，比如毛发上皮瘤（trichoepithelioma）是一个生发细胞来源的良性肿瘤（图1-43），而基底细胞上皮瘤（basal cell epithelioma）则是生发细胞来源的恶性肿瘤。

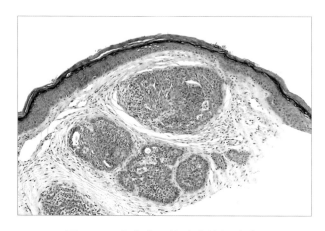

图1-43　上皮瘤　见于毛母细胞瘤。

44. 痣样（nevoid）

该术语仅描述皮损像一个痣，但本身并不能说明本质，如表皮痣、结缔组织痣、痣细胞痣、鲜红斑痣、脂肪瘤样痣、蜘蛛痣、斑痣以及黑头粉刺痣等（图1-44）。因此未经修饰时，该术语没有意义。

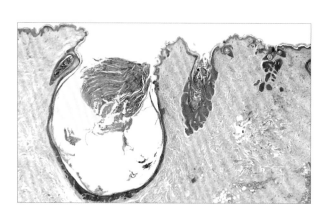

图1-44　痣样　见于黑头粉刺痣。

45. 结节（nodule）

临床上，结节表现为圆顶实体病变，直径大于 1 cm，由细胞、沉积物或结缔组织成分构成（图1-45）。组织病理学表现为皮内和皮下密集或离散的细胞聚集，如毛母细胞良性增殖形成结节性毛母细胞瘤或者恶性增殖形成基底细胞癌。沉积物聚集如尿酸盐晶体沉积引起痛风石。皮肤中结缔组织成分聚集，如胶原瘤的胶原堆积。结节也可以由黑素瘤、卡波西肉瘤和蕈样肉芽肿的斑疹及丘疹皮损发展而来，这些结节有时会发生溃疡。

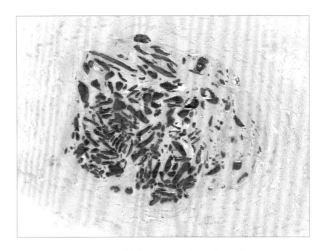

图1-45　结节　见于皮肤钙沉积。

46. 肿物（tumor）

肿物指肿块，临床上指直径超过 2 cm 的实性突起。结节（nodule）小于肿瘤，直径 1~2 cm。丘疹（papule）更小，直径小于 1 cm。肿物可以由细胞组成如癌，可以由胶原束组成如胶原瘤，或由特定沉积物构成如痛风石中的尿酸盐。在组织病理学上，"tumor" 和 "neoplasm"（指代癌、赘生物等）为同义词，这就导致了 "tumor" 在组织病理学上的尴尬位置（图1-46）。

47. 恶性（malignant）

恶性是一种增殖行为，通过破坏局部组织或广泛转移杀死宿主。"恶性"一词不应被用作"异型性"的同义词，后者与生物学行为之间不存在必然相关性。比如良性皮肤纤维瘤有"怪物"细胞（monster cells），Spitz 痣也有异形细胞。恶性行为在组织切片中通过肿瘤细胞的某些结构特征来表达，主要表现为不对称（图 1-47）。

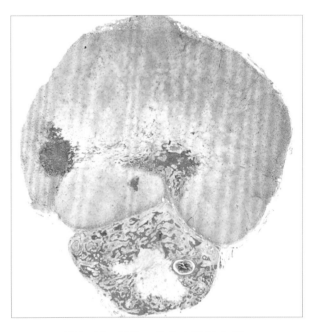

图1-46　肿物　见于皮肤混合瘤。

48. 侵袭（invasion）

该术语在大病理和皮肤病理学中经常被提及，但缺乏说服力。传统显微镜下无法观察到增殖细胞的侵袭活动，病理学工作者仅仅是通过事后推理确定有无"侵袭"。他们通过显微镜来确定增生是良性还是恶性，如果是恶性的，他们往往称之为"侵

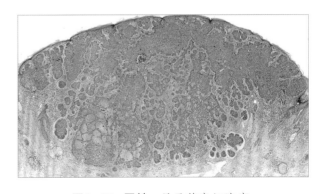

图1-47　恶性　见于基底细胞癌。

袭性的"（invasive）（图 1-48）。

49. 癌前（precancer/premalignancy）

癌前是指癌/恶性肿瘤的前兆或先驱。实际上，任何一种癌前情况本质都是癌/恶性肿瘤，尽管它们损害表浅。例如日光性角化病、光化性唇炎、砷角化病、辐射角化病、鲍温病（图 1-49）和鲍温样丘疹病，每一种都是浅表鳞状细胞癌。乳房外佩吉特病（extramammary Paget disease，EMPD）在临床上皮损平坦时归于大汗腺原位癌。恶性雀斑样痣是一种原位黑色素瘤。

50. 复发（recurrence）

"recurrence"在病理学和外科学均有应用，但使用方式模糊。它通常被用作转移（metastasis）的同义词，但有时也指肿瘤在局部位置的持续增殖。建议用"转移"和"持续"（persistence）来代替"复发"（图 1-50）。

51. 癌（carcinoma）

癌是上皮细胞增殖形成的恶性肿瘤（图 1-51）。组织病理学上，癌可按细胞病理学特征分类（基底细胞癌中有生发细胞，鳞状细胞癌中有棘刺状改变，顶浆分泌癌具有多角形和类浆细胞改变），也可按分化分类（如有顶浆分泌和皮脂腺分化即为腺鳞癌，可与基底细胞癌、鳞状细胞癌、神经内分泌癌、未分化癌或肉瘤相鉴别）。通常认为基底细胞癌在皮肤最常见，实际上皮肤的鳞状细胞癌发病率更高，因为日光性角化病、砷角化病、辐射角化病、鲍温病以及光化性唇炎等浅表鳞状细胞癌高发。

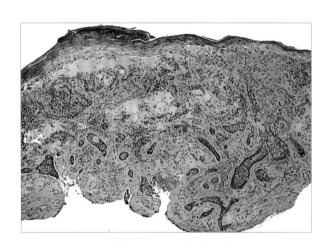

图1-48　**侵袭**　见于侵袭性基底细胞癌。

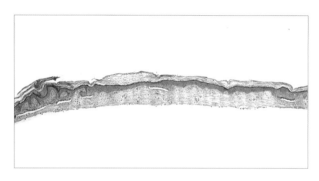

图1-50　**复发**　见于多发性浅表型基底细胞癌。由于肿瘤为多中心发生，切除后局部再发生不一定是复发，也可能为多发病灶的持续生长。

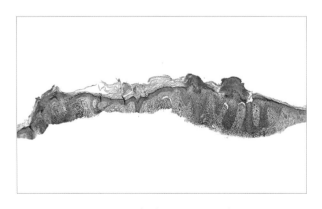

图1-49　**癌前**　见于鲍温病。

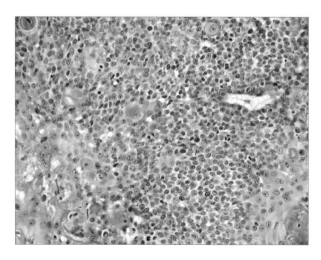

图1-51　**癌**　见于母质癌。

52. 腺癌（adenocarcinoma）

腺癌是指上皮细胞的恶性增殖伴有管状分化（腺体和/或导管分化）或者肿瘤由腺或导管细胞构成（图1-52）。原发性皮肤腺癌的肿瘤细胞向皮脂腺、顶泌汗腺或外泌汗腺的导管或腺体分化，或者肿瘤细胞排列成管状结构。分化良好的肿瘤其细胞成分与正常腺体类似，比如皮脂腺的空泡细胞及外泌汗腺的断头分泌。如肿瘤分化差，则细胞很难被精确识别。

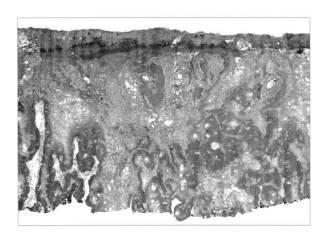

图1-52　腺癌　见于皮脂腺癌。

53. 分化（differentiation）

分化是指事物在结构、功能和特化方面发生改变。在生物学上则指细胞在发育过程中改变成某种特定的结构和功能形式（图1-53）。例如胚胎外胚层表皮生发细胞分化成漏斗-顶泌汗腺-皮脂腺-毛囊单位，其中每个组件均有独特的形态特征。肿瘤分化则是肿瘤细胞试图再现生命胚胎期事件的过程。当肿瘤出现显著的正常结构，则分化良好；当正常结构迹象不明显时，则判断为分化不良；如没有任何正常结构，则为未分化。成熟（maturation）也是一种分化，即细胞随着年龄增长而成熟。如表皮基底层细胞转变为角质细胞，皮脂腺小叶周围未成熟细胞转变为小叶中心的成熟脂肪细胞（见"成熟"）。

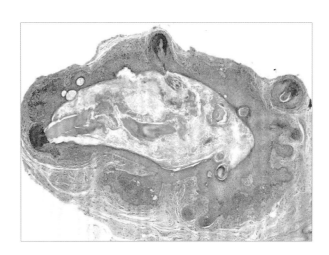

图1-53　分化　见于囊型全毛囊瘤。

54. 成熟（maturation）

成熟是一个细胞分化过程，指细胞逐渐完成生物学上的预期行为，表现出形态学上的独特改变（图1-54）。在成熟过程中，细胞失去有丝分裂能力，因此不再繁殖。完全成熟的细胞胞质内充满了其合成的蛋白质产物，细胞核逐渐变小、深染或完全消失，比如角质形成细胞充满角蛋白（该过程即角化），皮脂腺细胞充满脂质液泡。在皮肤病理学上，成熟也适用于痣细胞痣（黑色素瘤偶有应用）在真皮内逐渐向组织深部下降过程中，体积变小，在下降过程中同时失去黑色素合成能力。

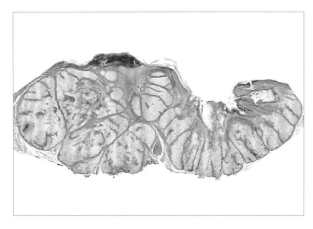

图1-54　成熟　见于皮脂腺瘤。

55. 多形性（pleomorphism）

多形性指增殖过程中细胞大小和形状变化，尤其细胞核变化。核异型性是多形性最重要的决定因素，包括细胞核增大、染色深浅不一等（图1-55）。细胞多形性与增殖的生物学行为之间并不直接相关。在某些良性增生比如 Spitz 痣，细胞核可有显著多形性。而在某些炎症比如皮肤纤维瘤可见怪物细胞（monster cells）。多形性与多态性（polymorphism）不同。多态性指不同类型的细胞共存于一个炎症过程，比如面部肉芽肿有中性粒细胞、嗜酸性粒细胞、淋巴细胞、浆细胞和组织细胞。

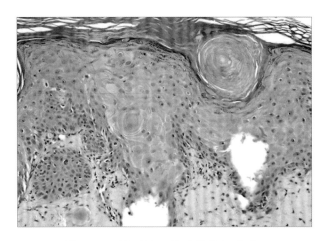

图1-56　异型性　见于鳞状细胞癌。

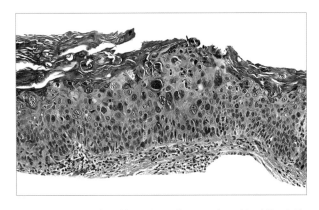

图1-55　多形性　核大小不等，深染，异型性显著，见于鲍温病。

56. 异型性（atypia）

异型性指偏离正常。在经典组织病理学中，异型性指细胞核异常，包括核大、深染及多形性等，细胞核大小和形状显著改变，核质比增加（图1-56）。

57. 非典型性（atypical）

非典型性指各种增殖性改变的核异型，包括核大、深染及多形性等（图1-57）。淋巴细胞异型更多见于核形状改变，其原因是淋巴细胞核正常即嗜碱性深染。"非典型性"一词也被皮肤科医生用来描述皮肤病的不寻常临床表现，如"非典型性银屑病"和"非典型性玫瑰糠疹"等。

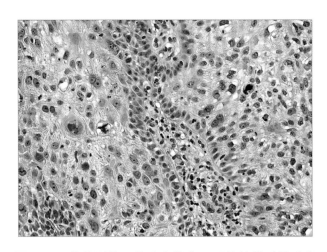

图1-57　非典型性　见于毛鞘癌，可见核异型性及非典型有丝分裂象。

58. 化生（metaplasia）

化生指一种细胞向另一种细胞转化。临床可见上皮化生，如吸烟引起支气管上皮鳞状化生；结缔组织上皮化生，如纤维细胞化生成软骨细胞而在皮肤混合肿瘤中出现软骨组织（图1-58）。多能纤维细胞被认为是导致毛发上皮瘤中骨化生和各种良性上皮增殖中附属器分化形成的原因。

59. 有丝分裂象（mitotic figure）

有丝分裂象是染色体在有丝分裂过程中通过显微镜下观察到的外观形态，染色体呈线状或丝状结构（图1-59）。有丝分裂由分裂前期、中期、后期

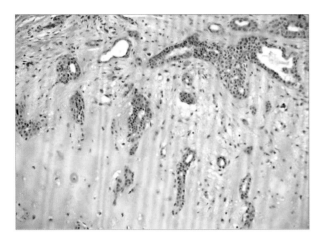

图1-58 化生 见于皮肤混合瘤。

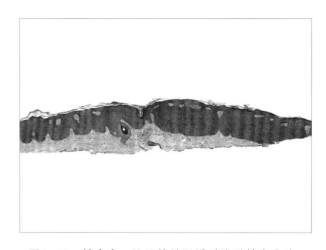

图1-60 棘皮瘤 见于棘层肥厚型脂溢性角化病。

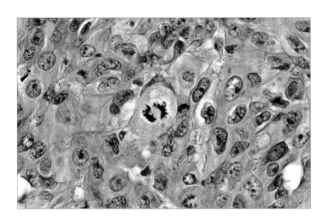

图1-59 有丝分裂象

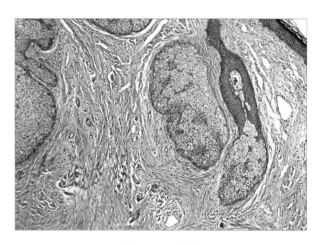

图1-61 基质

和末期组成，存在于正常皮肤特别是生发区域如表皮基底层、毛母质和甲母质。在某些皮肤病皮损部位，有丝分裂象数目增加，比如银屑病。异常有丝分裂象如三极型和环状更常见于恶性肿瘤。

60. 棘皮瘤（acanthoma）

棘皮瘤指来源于棘细胞的浅表良性增殖，如棘层肥厚型脂溢性角化病（图1-60）、棘层松解性角化不良瘤和透明细胞棘皮瘤。

61. 基质（stroma）

基质是指增殖细胞的结缔组织成分（图1-61），可以是水肿性、黏液性、纤维性，也可以含有淀粉样小球。临床有些增殖基质丰富，如纤维毛囊瘤/

毛盘瘤、毛母细胞瘤和纤维上皮瘤型基底细胞癌。也有一些增殖仅有少量或无基质，如圆柱瘤、皮脂腺瘤和漏斗囊性基底细胞癌。

62. 富于细胞的纤维性基质（fibrocyte rich stroma）

附属器上皮细胞增殖其基质结缔组织内含有大量纤维细胞，胶原束纤细且结合大量黏蛋白，该表现可见于小结节型毛母细胞瘤和纤维上皮瘤型基底细胞癌（图1-62）。

63. 软骨样基质（chondroid stroma）

软骨样基质是增殖细胞的间质支持组织，与软骨相似，通常表示向软骨分化，其独特外观是由于存在大量硫酸软骨素所致。HE染色为均一样物质，

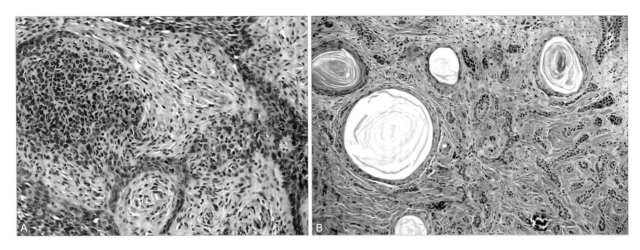

图1-62　富于细胞的纤维性基质　A. 见于基底细胞癌；B. 与图A对比，基质结缔组织增生见于结缔组织增生性毛发上皮瘤。

局灶呈嗜碱性染色，也可见嗜酸性或嗜双性染色部位。例如"软骨样汗管瘤"是一种良性增生，异常的外泌腺体位于软骨样基质中。但"软骨样"术语在此用词并不恰当，因为皮肤混合瘤通常显示顶浆分泌，而非向外分泌分化。同时皮肤混合瘤通常伴有漏斗、皮脂腺以及毛囊分化，其基质内可能缺乏软骨样物质而是充满黏蛋白（图1-63）。

64. 类似胚胎期毛囊周围鞘基质（stroma like that of perifollicular sheath in an embryo）

类似胚胎期毛囊周围鞘基质是指增殖细胞有富含大量纤维细胞、丰富血管的结缔组织基质，主要由纤细胶原纤维束和丰富黏蛋白结合而成，其结构与胚胎期毛囊周围鞘相似（图1-64）。

65. 软骨黏液样基质（chondromyxoid stroma）

软骨黏液样基质指增殖细胞的间质含有软骨样和黏液成分。皮肤混合瘤基质中同时大量存在这两种物质，既有顶泌汗腺分化，也有外泌汗腺分化（图1-65）。

66. 裂隙（cleft）

裂隙指一处空白区域，其内不含液体。与大疱性类天疱疮的水疱、顶泌汗腺腺囊瘤的囊性改变不

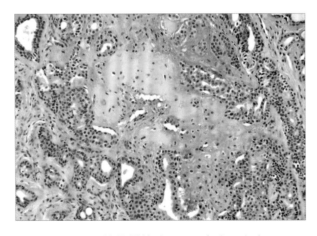

图1-63　软骨样基质　见于皮肤混合瘤。

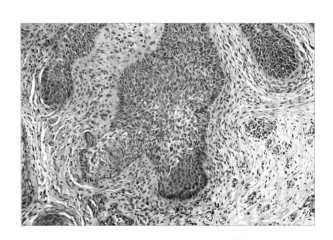

图1-64　类似胚胎期毛囊周围鞘基质

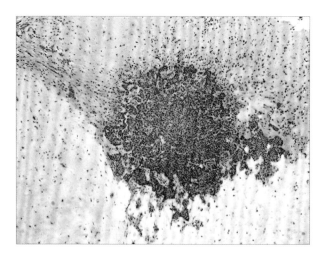

图1-65　软骨黏液样基质　见于皮肤混合瘤。

同，与某些囊性错构瘤如脂囊瘤的囊腔亦不同。裂隙可发生于表皮内，如毛囊角化病局灶性棘层松解性角化不良；发生于紧贴表皮下方如扁平苔藓的Max Joseph 空隙；或者发生于增殖上皮细胞和基质之间，如基底细胞癌的收缩间隙（图 1-66）。良性肿瘤瘤体周围纤维性基质与相邻正常结缔组织之间也可产生裂隙，如毛母质瘤。上述裂隙均被认为是标本固定或处理过程中组织收缩产生。

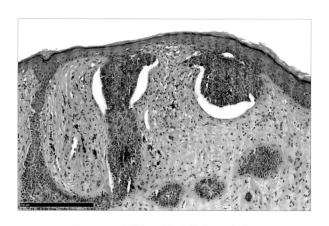

图1-66　裂隙　见于基底细胞癌。

67. 透明细胞（clear cell）

透明细胞指细胞质中似乎完全没有任何内容物而"透明"，或类似毛茎外根鞘细胞的"半透明"。某些透明细胞顶泌汗腺腺瘤及寻常疣伴有外根鞘分

化的（毛鞘瘤）病例也可见透明细胞（图1-67）。与苍白细胞（pale cell）不同，透明细胞虽然胞质淡染，但可明确识别。

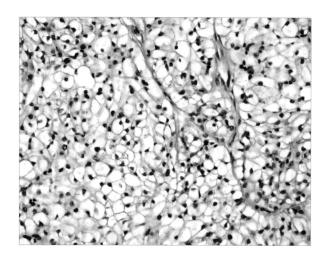

图1-67　透明细胞　见于透明细胞汗腺瘤。

68. 上皮（epithelium）

上皮是覆盖在身体表面的细胞及其下方基底膜。上皮细胞来源于所有三个胚层，但多数源于内、外胚层。上皮按层数分为单层和复层，按细胞特征分为鳞状、立方和柱状。单层鳞状上皮由一层扁平的鳞状细胞构成，如肺的含气空间上皮。血管和体腔的上皮细胞在形态上与单层鳞状上皮相似，但分别归为内皮细胞和间皮细胞。卵巢表面覆盖单层立方上皮。单层柱状上皮出现在许多腺体和导管，如顶泌汗腺。具有分泌黏液功能的特殊柱状上皮见于胃黏膜、宫颈管和结膜上皮。假复层柱状上皮存在于男性尿道和腮腺的排泄管中，由单层高柱状细胞组成，其细胞核位于高柱状细胞的不同水平，因此给人假复层表象。复层柱状上皮见于外分泌腺大导管。非角化复层上皮特征性地见于口腔黏膜、食管上部和阴道。角化复层上皮也即表皮覆盖皮肤表面及附属器导管，如毛囊漏斗和皮脂腺导管。移行上皮仅存在于膀胱。组织学上上皮细胞彼此紧密连接（图 1-68）。

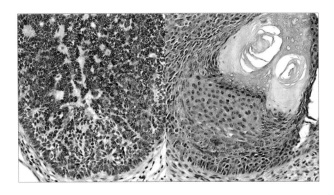

图1-68 **上皮** 来源于生发细胞和毛母质细胞的上皮。

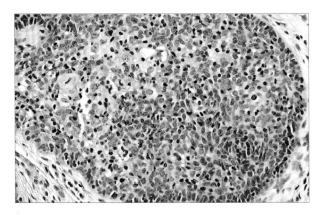

图1-70 **釉质样** 见于釉质样毛母细胞瘤。

69. 孔样细胞（poroid cell）

孔样细胞是位于正常汗腺导管角质层细胞外侧的一种细胞，较角质形成细胞小，细胞核呈圆形，呈嗜碱性，染色深，胞质稀少。该细胞是外泌汗腺或顶泌汗腺汗孔瘤（图1-69）和汗孔癌的主要细胞成分。

71. 腺样囊性（adenoid cystic）

腺样囊性指上皮增殖过程中形成的一种独特筛状结构，肿瘤细胞团块内含有彼此间距离、大小和形状相对一致的含有黏蛋白的空间。腺样囊性源于唾液腺癌的一型，目前用来指来源于其他部位具有相似模式的恶性肿瘤，如顶泌汗腺癌和基底细胞癌（图1-71）。

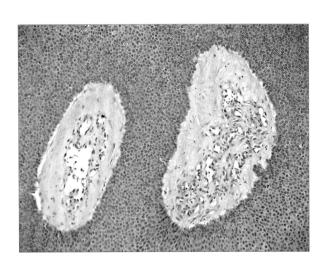

图1-69 **孔样细胞** 见于汗孔瘤。

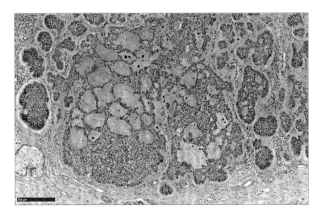

图1-71 **腺样囊性** 见于腺样囊性基底细胞癌。

70. 釉质样（adamantinoid）

釉质样是描述组织病理学上类似釉质瘤/成釉细胞瘤的一种模式。肿瘤边缘细胞呈柱状栅栏样排列。中央部分细胞被显著空隙分开，空隙内穿过拉长的细胞间桥。这种星网状模式见于毛母细胞瘤的一种表现形式，即釉质样毛母细胞瘤（图1-70）。

72. 囊性（cystic）

囊性的意思是类似于囊肿（图1-72），囊腔衬以非肿瘤性上皮，内容液体、细胞或两者均有。囊性并不是真正的囊肿，乳头状囊腺瘤、顶泌汗腺囊腺瘤和顶泌汗腺囊腺癌均为囊性增生，但都不属于真正的囊肿。脂囊瘤是一种囊性错构瘤。

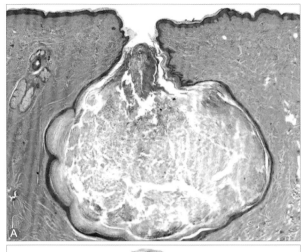

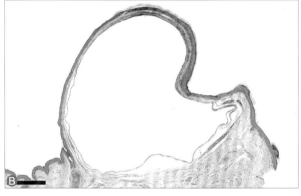

图1-72　**囊性**　A.见于表皮囊肿，为真性囊肿；B.见于小汗腺囊瘤，为囊性增生。

73. 实性（solid）

实性描述的是一种非流体、气体或中空的物质或组织。该术语在皮肤病理学中用于描述既非管状也非囊状的增殖。例如圆柱瘤多为实性（图1-73），大汗腺瘤多为实性和囊实性，大汗腺乳头状囊腺瘤多为囊性。

74. 囊实性（solid-cystic）

囊实性描述了由囊、实性两种结构组成的良、恶性增殖（图1-74）。实性部分由增殖细胞紧密排列构成，另一部分则为细胞排列构成囊腔，内含液体或其他物质，典型病例见于顶泌汗腺腺瘤。

75. 息肉样（polypoid）

息肉样是指有蒂的外生物基底部较窄而表面宽

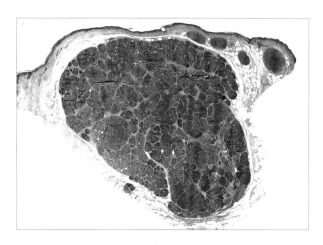

图1-73　**实性**　见于圆柱瘤。

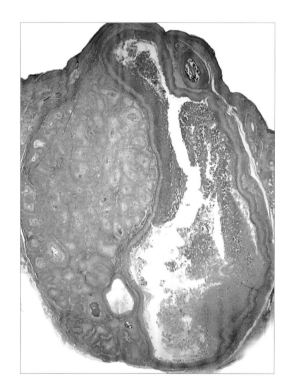

图1-74　**囊实性**　见于增殖性外根鞘瘤。

且屈曲，例如纤维上皮性息肉（软垂疣、皮赘）（图1-75），也见于顶浆纤维腺瘤。

76. 腺瘤（adenoma）

腺瘤是一种上皮细胞的良性增殖，其中含有管状结构，如腺体或导管，或增生向腺体或导管方向分化。但在某些特定情况下，管状结构可能不易发现。"腺瘤"的概念常被误用，比如乳头状腺瘤和管

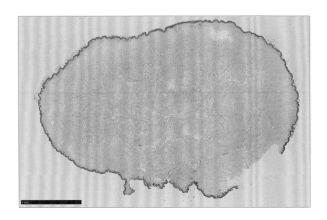

图1-75　息肉样　见于皮赘。

状腺瘤为正确使用，而皮脂腺腺瘤和毛发腺瘤则为误用，因为后两者源于表皮而非腺体（图 1-76）。

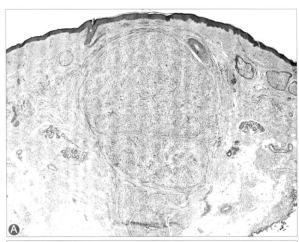

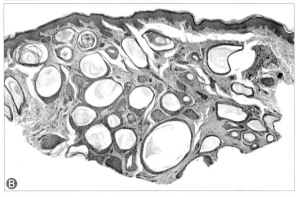

图1-76　腺瘤　A.见于透明细胞汗腺瘤，该肿瘤来源于外泌汗腺，此为正确应用；B.见于毛发腺瘤，该肿瘤起源于毛囊漏斗，在此为错误应用。

77. 吻合（anastomosing）

吻合指具有相似成分的结构，互相之间建立起大量的交通模式。吻合可由上皮细胞增殖伴附属器分化形成的管状结构生成，比如外泌汗腺混合瘤和外泌汗腺纤维腺瘤。纤维上皮瘤型基底细胞癌也可见显著肿瘤细胞条索吻合，上皮和非上皮成分就像窗格分隔窗户（图 1-77）。

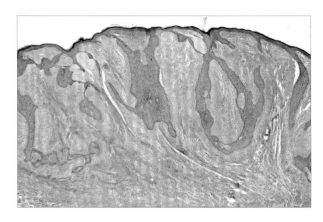

图1-77　吻合　见于纤维上皮瘤型基底细胞癌。

78. 柱状（column）

柱状指一排上皮细胞排列宽度超过两个或以上细胞（图 1-78）。索状（cord）是指正好两个细胞的宽度。线状（linear）或串珠状（strand）则是细胞排列成单行。

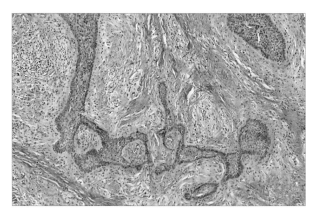

图1-78　柱状　见于纤维上皮瘤型基底细胞癌。

79. 索状（cord）

索状在临床上指皮内或皮下带状或绳索状结构。组织病理学上则指一排细胞有两个细胞宽度（图 1-79）。临床上，索状改变可见于血栓性静脉炎

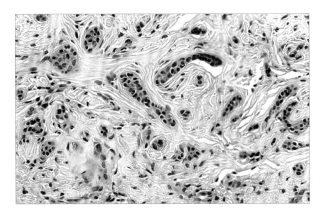

图1-79　索状　见于结缔组织增生性毛发上皮瘤。

的受损静脉和间质肉芽肿性皮炎中上皮样组织细胞浸润形成的"条索"。常规镜下可见，索状包括纤维毛囊瘤中的上皮细胞索（套细胞）或球血管瘤中的非上皮细胞索（球细胞），在网状真皮胶原束间也可见分散的索状分布的色素痣细胞以及乳腺癌肿瘤细胞皮肤转移。

80. 筛状（cribriform）

筛状结构特征是由上皮细胞条索吻合成网，容纳其中纤维化或黏液间质，后者相当于筛孔。典型筛状结构见于毛发上皮瘤，它是毛母细胞瘤的一型，瘤体纤维组织间质是筛状结构的筛孔（图 1-80）。筛状癌是一种顶浆分泌癌，其纤维组织小孔似"穿孔"

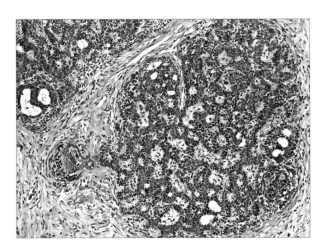

图1-80　筛状　见于毛发上皮瘤。

肿瘤上皮细胞索。顶浆分泌癌和基底细胞癌的腺样囊性型也形成筛状结构，但这两种情况是黏蛋白填满"筛孔"。"筛状"一词在临床上也有应用，描述黑头粉刺痣和盘状红斑狼疮长期病变的萎缩性瘢痕。

81. 窗孔样（fenestrate）

窗孔样描述一种类似窗户的结构模式，窗玻璃好比结缔组织间质，可以是纤维性或黏液性的。由条索状和柱状上皮细胞构成窗格。在皮肤病理学中，这种模式最常见于纤维毛囊瘤（图 1-81）和顶浆细胞纤维腺瘤。

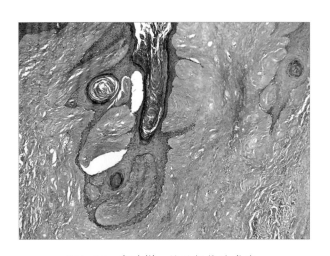

图1-81　窗孔样　见于纤维毛囊瘤。

82. 蜂巢外观（honey comb appearance）

蜂巢外观描述小的上皮细胞团周围环绕丰富黏蛋白，组合成小格子样模式，这些组合彼此以薄纤维间隔清晰分隔开，类似蜜蜂构巢样改变。皮肤病理学上的典型例子为黏液癌（图 1-82）。

83. 拼图模式（jigsaw puzzle pattern）

拼图模式描述的是上皮细胞良性增殖聚集成团块，类似一副完整的拼图。该模式见于圆柱瘤（图 1-83），也可发生在大结节性毛母细胞瘤和皮脂腺瘤。

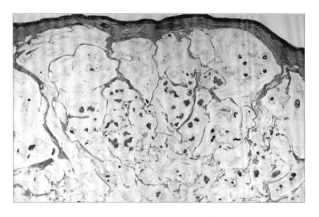

图1-82　蜂巢外观　见于黏液癌。

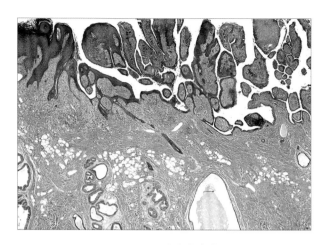

图1-84　乳头状突起

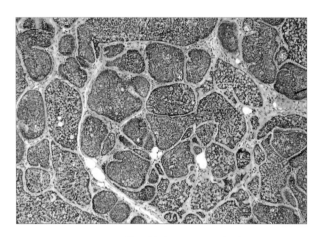

图1-83　拼图模式　见于圆柱瘤。

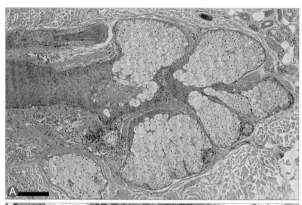

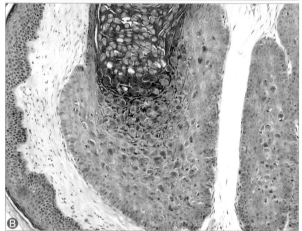

图1-85　梨状　A.正常皮脂腺梨状小叶，左上方见毳毛；B.见于传染性软疣的梨状小叶。

84. 乳头状突起（papillations）

乳头状突起是指皮肤表面或管囊状结构的内腔突出物，可以由上皮细胞增殖或者由上皮细胞覆盖纤维核突出所致（图 1-84）。

85. 梨状（pyriform）

梨状指上皮细胞增殖呈梨状小叶样，如正常皮脂腺小叶、异常的皮脂腺痣小叶状增生以及传染性软疣小叶状损坏（图 1-85）。

86. 葡萄串状（racemiform）

葡萄串状是指增殖过程中由成簇上皮细胞形成一串串葡萄或浆果样外观，可见于毛母细胞瘤（图1-86）。

87. 串珠状（strand）

串珠状指增殖细胞排列成单行，其中既包括上皮细胞增殖，也包括非上皮细胞增殖。与之相对应，索状是上皮细胞排成两行，而柱状则是细胞排

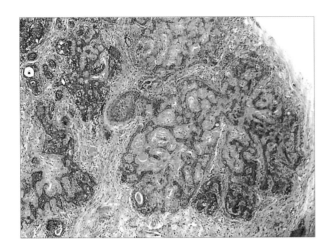

图1-86　葡萄串状　见于毛母细胞瘤。

列大于两行。串珠状排列见于良性肿瘤如深部型先
天性色素痣，黑素细胞在胶原束间排成单行。恶性
肿瘤如皮肤转移癌可见胶原束间单行排列的癌细胞
呈列队哨兵样（图1-87）。

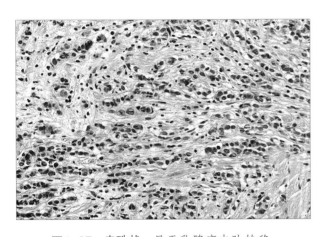

图1-87　串珠状　见于乳腺癌皮肤转移。

88. 网状（reticulate）

　　网状指通过肉眼检查和组织病理学检查可观察
到皮肤呈网状结构的一种表现形式。临床上，网状
青斑、融合性网状乳头瘤病（图1-88A）以及网状
副银屑病、蕈样肉芽肿均可呈网状外观。组织病理
学上，如毛母细胞瘤、纤维上皮瘤型基底细胞癌由
上皮细胞间的相互连接形成网状改变（图1-88B）。
"retiform"和"reticulate"为同义词。

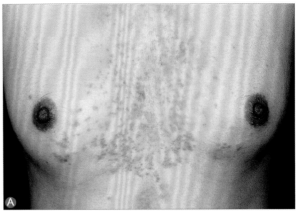

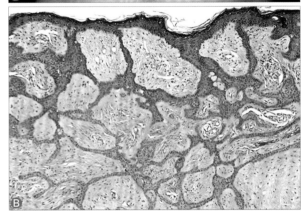

图1-88　网状　A.见于融合性网状乳头瘤病；B.见于
纤维上皮瘤型基底细胞癌。

89. 波纹状模式（ripple pattern）

　　波纹状模式是未分化上皮细胞呈波纹状排列所
形成的组织病理学图像，是皮脂腺上皮瘤一型的特
征性表现（图1-89）。

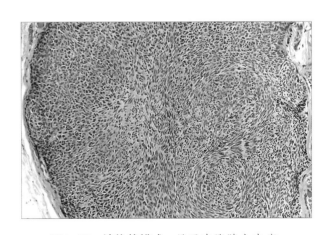

图1-89　波纹状模式　见于皮脂腺上皮瘤。

90. 乳头瘤样（papillomatous）

乳头瘤样指皮肤表面的乳头状突起是由真皮乳头向外扩张（乳头瘤病）引起（图1-90）。真皮乳头表面可以覆盖增厚的表皮细胞，也可能没有。皮肤乳头瘤包括有纤维核的如纤维上皮乳头状瘤，以及主要由上皮乳头状瘤构成的如尖锐湿疣。"疣状"（verrucous）一词有时与乳头瘤样同义，但疣状病变中表皮尖端通常是尖的或呈指状，而非圆钝，例如寻常疣（图1-91）。

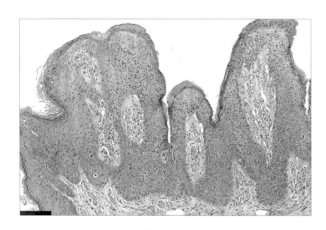

图1-90　乳头瘤样　见于Bowenoid丘疹病。

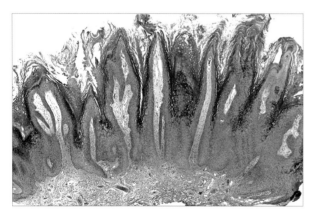

图1-91　疣状　见于寻常疣。

91. 淋巴细胞撒布（"peppering" by lymphocytes）

淋巴细胞撒布指淋巴细胞分散在上皮细胞增殖团块内（图1-92），如螺旋腺瘤和釉质样毛母细胞瘤改变，也见于蕈样肉芽肿表皮内淋巴细胞散布。

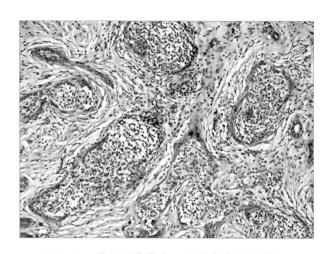

图1-92　淋巴细胞撒布　见于皮肤淋巴腺瘤。

92. 基底样细胞（basaloid cells）

基底样细胞类似表皮基底层生发细胞，核小、深染，胞质稀少。基底样细胞构成一些良性肿瘤，如毛母细胞瘤。而一些恶性增殖如基底细胞癌，其基底样细胞类似于胚胎期毛胚芽生发细胞（图1-93）。在正常情况下，后者将产生整个漏斗 - 顶泌汗腺 - 皮脂腺 - 毛囊单位。不同的结构模式和细胞病理学特征使这两种肿瘤能够彼此区分。

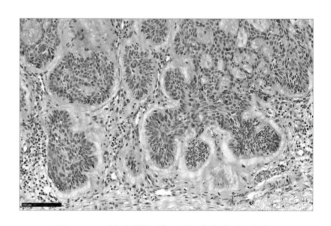

图1-93　基底样细胞　见于基底细胞癌。

93. 鳞状细胞（squamoid cells）

鳞状细胞是指类似于皮肤表皮或漏斗上皮的棘层细胞。基底样细胞（basaloid cells）则是指类似于表皮基底层生发细胞。两者常同时出现，比如见于寻常疣和脂溢性角化病。

94. 鳞状旋涡（squamous eddies）

鳞状旋涡主要由鳞状细胞组成，有时也伴有颗粒层和角质细胞。鳞状旋涡可能是皮脂腺导管向毛囊漏斗分化而形成的旋涡状改变，最常见于寻常疣和倒置性毛囊角化病。多数情况下，鳞状旋涡是病变呈良性或高分化迹象（图 1-94）。

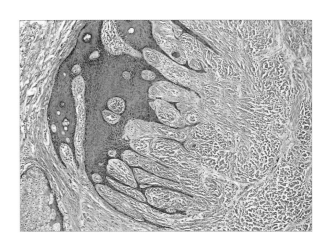

图1-95 **胶原丝** 见于纤维毛囊瘤。

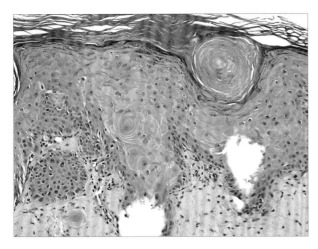

图1-94 **鳞状旋涡** 见于高分化鳞状细胞癌，亦可见鳞状细胞和基底层基底细胞。

95. 胶原丝（ribbons of collagen）

胶原丝描述的是胶原呈丝状外观，彼此之间非常接近，就像纤维毛囊瘤／毛盘瘤内胶原改变。纤维毛囊瘤胶原丝与肿瘤上皮细胞柱垂直分布形成窗孔样（图 1-95），而在较晚期的毛盘瘤，胶原丝则排列杂乱。

96. 基底膜物质边缘（rims of basement membrane material）

基底膜物质边缘描述的是肿瘤小叶边缘明显可见厚度均匀一致的嗜酸性带状改变，由正常皮肤基底膜带物质构成，见于圆柱瘤（图 1-96）和圆柱癌肿瘤小叶边缘。

97. 黏蛋白（mucin）

黏蛋白是一种酸性黏液样物质，主要由透明质

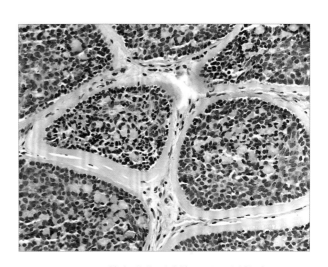

图1-96 **基底膜物质边缘** 见于圆柱瘤。

酸构成（图 1-97）。皮肤有上皮组织黏蛋白和结缔组织黏蛋白两种。正常皮肤很难检测到上皮组织黏蛋白。结缔组织黏蛋白在毛乳头中大量存在，特别是在发育完全的生长期终毛毛囊和外泌汗腺腺体及近端导管周围。病理上所谓的"毛囊黏蛋白病"更准确地说应该是"上皮性黏液病"，因为相较于毛囊，它更常累及漏斗部表皮和皮脂腺。

98. 黏液样（myxoid）

在 HE 和黏蛋白染色切片中，黏液样物质染成嗜碱性颗粒状或羽毛状，与黏蛋白相似。尽管"myxoid"和"mucoid"常被同义使用，但在组织病理学上，"mucoid"指上皮细胞产生的黏蛋白，而

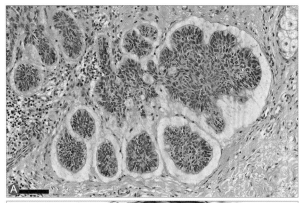

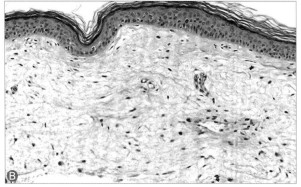

图1-97　**黏蛋白**　A.见于基底细胞癌；B.见于皮肤黏蛋白沉积。

"myxoid"指外观相似但由结缔组织细胞（即纤维细胞）产生的黏蛋白物质，两者组分不同（图1-98）。

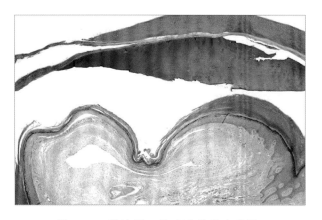

图1-98　**黏液样**　见于肢端黏液囊肿。

99. 结缔组织增生（desmoplasia）

结缔组织增生指纤维组织对细胞增殖的反应性增生。结缔组织增生性黑色素瘤伴有真正的纤维细胞增生，产生纤维组织并伴有黑色素细胞的恶性增殖。与此相反，结缔组织增生性毛发上皮瘤并不是真正的结缔组织增生，因为基质中纤维细胞数量并没有显著增加，纤维化亦不易辨认（图1-99）。

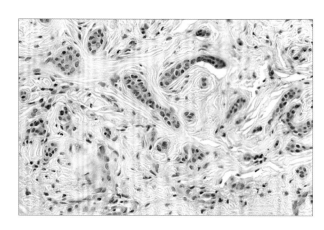

图1-99　**结缔组织增生**　见于结缔组织增生性毛发上皮瘤。

100. 坏死（necrosis）

坏死是指细胞或组织死亡后发生的形态学改变，其表现有三个重要的核信号：核固缩、核碎裂以及核溶解。由于坏死仅适用于活细胞，所以该术语不能恰当地描述胶原束或弹力纤维，其损伤性改变称为变性（degeneration）。坏死一词也不适用于细胞角化导致的死亡，比如生理状态下皮肤角质细胞或病理状态下鳞状细胞癌的角化。皮肤和其他器官坏死最常见的原因是供血不足（如梗死）、外伤（如表皮剥脱）和感染（如坏疽性臁疮中的铜绿假单胞菌感染）。病理学中讲述的几种不同类型的坏死，包括干酪样坏死、溶解性坏死、液化性坏死、混合性坏死、感染性坏死和无菌性坏死，与本书意义不大。凋亡是坏死的一种类型，它满足了坏死的核标准，即核固缩和核碎裂。胀亡（oncosis）是一种以核溶解和细胞气球样变为特征的坏死类型。集体坏死是指一簇细胞或细胞团块的死亡，多意味着恶性肿瘤（图1-100）。

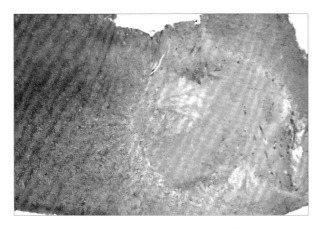

图1-100　坏死　见于恶性黑色素瘤。

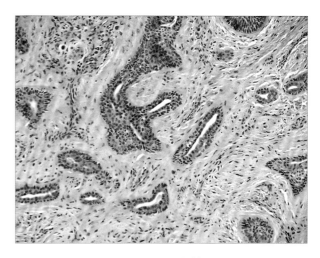

图1-102　小管

101. 无蒂附着（sessile）

无蒂附着是指皮损以宽大基底附着，与息肉有蒂相对应（图1-101）。

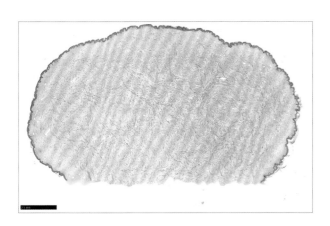

图1-101　无蒂附着　见于皮赘。

102. 小管（tubule）

小管指组织内纤细伸长的管腔（图1-102）。组织病理学上，小管指正常器官或良、恶性肿瘤中的导管和（或）腺管分化。我们可能无法确定一个特定小管是导管还是腺管，但皮肤内由角化复层鳞状上皮排列的小管是皮脂腺导管，由断头分泌（decapitation secretion）细胞排列的小管是顶泌汗腺导管。

三、其他术语

103. 致密性角化过度（compact orthokeratosis）

致密性角化过度描述的是常规显微镜下角质层角化细胞致密排列。该术语不适用于掌跖部位角质层的正常增厚模式，而是指非掌跖部位长期摩擦抓挠刺激如慢性单纯性苔藓（图1-103）、慢性炎症刺激如扁平苔藓的皮肤角质层异常致密增厚。事实上，该术语英文应该是"compact orthohyperkeratosis"，但显繁琐，故简化为"compact orthokeratosis"。

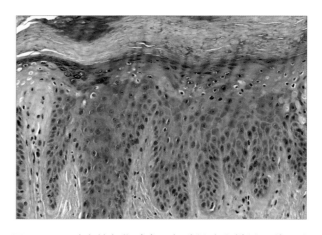

图1-103　致密性角化过度　角质层致密增厚，其下方表皮细胞苍白淡染，考虑抓挠创伤所致，真皮乳头胶原垂直硬化，见于慢性单纯性苔藓。

104. 压缩的纤维组织（compressed fibrous tissue）

该术语是指组织内包围某些病理结构的胶原束受病变挤压所致的层叠合并现象。病变多边界清楚、光滑，比如囊肿（图 1-104）、良性囊实性或实性肿瘤等，由肿块长期缓慢扩张挤压周边胶原纤维所致。

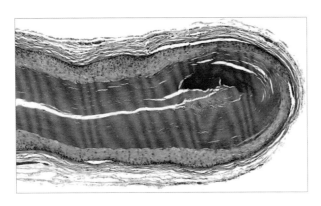

图1-104　压缩的纤维组织　见于毛发囊肿。

105. 角化（cornification）

角化是表皮、毛囊和甲生发细胞发展成角化细胞的正常过程。生发细胞在成熟过程中呈现出不同的形态，由基底层经棘层到颗粒层，最终完全角化。角蛋白中间丝的数量和密度增加，转变为张力丝，形成张力丝-桥粒复合物，随后形成透明角质颗粒。表皮细胞离开基底层后逐渐扁平且角化，走向死亡和脱屑（图 1-105）。

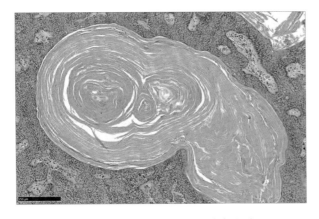

图1-105　**角化**　见于脂溢性角化病。

106. 嗜酸性小球（eosinophilic globules）

嗜酸性小球用来描述 HE 染成红色的球形小体，其包含种类繁多，如炎性疾病的角质形成细胞出现凋亡小体（apoptotic bodies）（图 1-106）、Civatte 小体（Civatte bodies）、胶样小体（colloid bodies）、透明小体（hyaline bodies）等，良性增殖结缔组织变性如 Spitz 痣的 Kamino 小体、汗腺螺旋腺瘤和圆柱瘤的基底膜样物质、卡波西肉瘤的透明小球代表变性的红细胞溶酶体以及甲下角化棘皮瘤的角化不良细胞等。

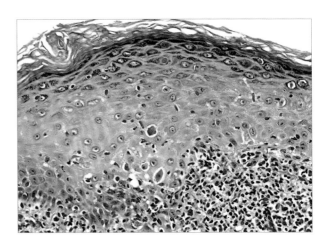

图1-106　**嗜酸性小球**　见于扁平苔藓样角化症的凋亡小体。

107. 上皮领圈样改变（collarette of epithellum）

上皮领圈样改变描述的是皮肤浅表上皮比如毛囊漏斗或皮脂腺导管等向内弯曲包绕某些病理成分的状态（图 1-107）。该表现可见于化脓性肉芽肿，向内弯曲的表皮包绕增生血管而形成领圈结构；也可见于表皮细胞在脂溢性角化病、寻常疣和透明细胞棘皮瘤中的良性增生，以及附属器上皮在毛母细胞瘤和顶泌汗腺混合瘤中的良性增生。

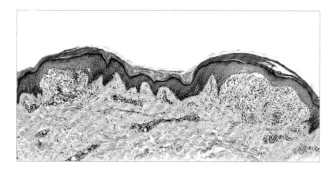

图1-107　上皮领圈样改变　见于光泽苔藓，表皮突伸长内曲呈抱球样包裹上皮细胞团块。

108. 亲神经性（neurotropism）

亲神经性是指病变细胞对神经束的亲和吸引，见于先天性色素痣（图1-108）和结缔组织增生性黑色素瘤中的异常黑素细胞亲神经分布。在某些鳞状细胞癌的异常角化细胞，以及微囊肿性附属器癌和腺样囊性癌中，肿瘤性顶浆分泌细胞也有亲神经性。

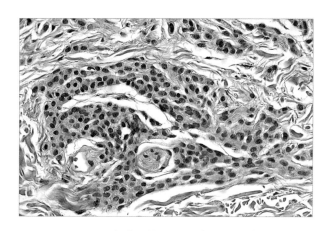

图1-108　亲神经性　见于先天性色素痣。

109. Paget 细胞（Paget cell）

Paget 细胞是乳腺 Paget 病和乳腺外 Paget 病（extramammry Paget disease，EMPD）的特征性细胞（图1-109），细胞核呈圆形或卵圆形，细胞大而圆，胞质丰富、透明。EMPD 中的细胞胞质更为丰富且充满酸性黏多糖，用 HE 染色或特染更易辨别。虽然乳腺 Paget 病和 EMPD 肿瘤细胞存在某些共性，它们的名称中也都有"乳腺"和"Paget病"，实则两者并不相同。

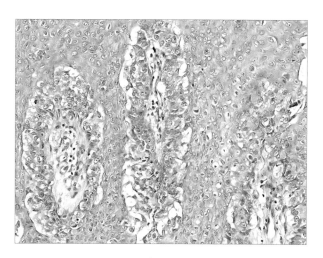

图1-109　Paget细胞　见于乳腺外Paget病。

110. Paget 模式（Paget pattern）

乳腺 Paget 病和 EMPD 的肿瘤细胞散布在整个上皮内，通常为表皮，附属器上皮也受累（图1-110）。

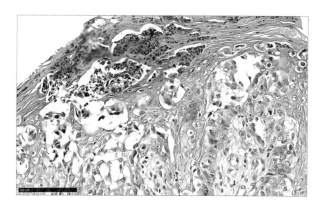

图1-110　Paget模式　单个或成团肿瘤细胞散布全层表皮。

111. Paget 样细胞（pagetoid cell）

Paget 样细胞是一种类似于 Paget 病尤其 EMPD 的细胞，细胞形态相似，核大而圆，胞质丰富、淡染，见于黑色素瘤（图1-111）和鲍温病改变。

112. Paget 样模式（pagetoid pattern）

Paget 样模式描述的是增殖细胞散布于上皮（通常为表皮及附属器上皮）全层（图1-112），其方式与乳腺 Paget 病和 EMPD 所见相同，例如黑色素瘤、鲍温病和蕈样肉芽肿。

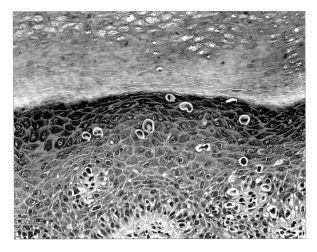

图1-111 Paget样细胞 肢端皮肤异形黑素细胞分布于表皮全层，见于原位黑色素瘤。

113. 苍白细胞（pale cell）

苍白细胞胞质苍白、淡染，见于透明细胞汗腺腺瘤和透明细胞棘皮瘤（图1-113）。

114. 栅栏样（palisade）

栅栏样指细胞以栅栏形式排列，就像防御工事外围的一道栅栏防线（图1-114）。正常毛球外根鞘边缘柱状细胞、胚胎毛胚芽外围生发细胞、毛母细胞瘤和基底细胞癌边缘处细胞均呈栅栏样排列。环状肉芽肿变性胶原和黏蛋白沉积带及类风湿结节纤维蛋白带外围组织细胞亦呈栅栏样排列。

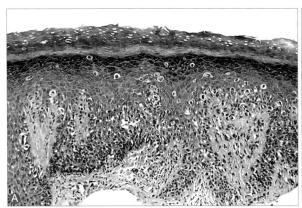
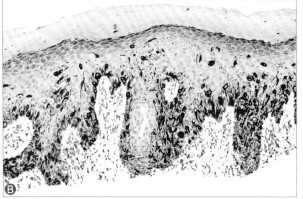

图1-112 Paget样模式 A.见于原位黑色素瘤；B.melan-A染色示表皮内异常黑素细胞。

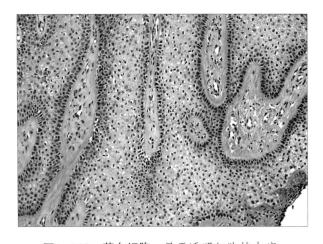

图1-113 苍白细胞 见于透明细胞棘皮瘤。

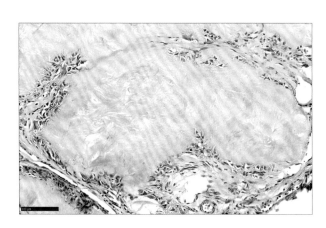

图1-114 栅栏样 羽毛样排列痛风石周围栅栏样排列的组织细胞。

115. 硬化（sclerosis）

硬化在临床上指皮肤变硬，在组织病理学上指纤维化伴胶原束间空隙几乎消失（均质化），同时纤维细胞数量显著减少。硬化在组织病理学中直观表达为长期纤维增生导致硬化性苔藓增厚的乳头层真皮和慢性放射性皮炎乳头层到网状层真皮硬化（图1-115）。

116. 分泌（secretion）

分泌是腺体细胞产生特定产物的一个精细过程，也指腺体分泌的特定产物。如果分泌物排出体外或体内空腔脏器表面则为外分泌腺。如果分泌物作为激素进入血液则为内分泌腺。皮肤腺体会产生不同种类的分泌物，包括外泌汗腺的局质分泌、顶泌汗腺的顶浆分泌（图1-116）和皮脂腺的全浆分泌。

117. 间隔（septa）

间隔通常指结缔组织框架将正常或病理结构分成隔间，比如皮下脂肪被纤维间隔分成脂肪小叶，增宽的纤维性和肉芽肿性间隔将结节性红斑皮下脂肪分隔成块，构成间隔性脂膜炎（图1-117）。

118. 印戒细胞（signet-ring cell）

印戒细胞是一种分泌黏液的腺癌细胞，胞质膨胀，充满酸性黏多糖。黏蛋白使细胞核被压缩移位到细胞一侧，从而使整个细胞看起来像一个图章环。图章部分是细胞侧面的细胞核，环部分是细胞周围胞质，中央空间充满黏蛋白（图1-118）。

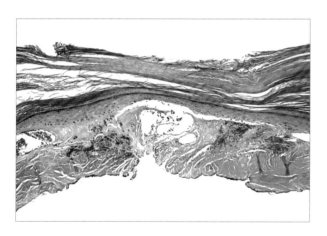

图1-115　硬化　见于慢性放射性皮炎。

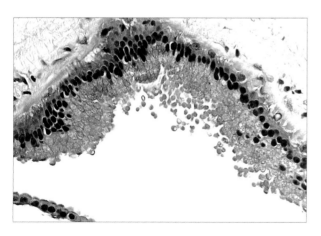

图1-116　分泌　顶浆分泌。

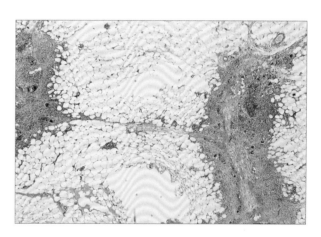

图1-117　间隔　见于小叶间隔性脂膜炎。

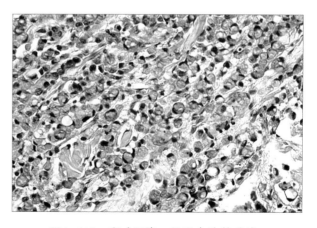

图1-118　印戒细胞　见于皮肤转移癌。

119. 空泡（vacuole）

空泡指显微镜下可见的一个小的圆形空间，可以位于细胞内或细胞外。细胞内空泡是由膜分隔的微小单位，内储脂肪、糖原、分泌物前体和代谢废物。该描述适用于正常皮脂腺细胞和泡沫细胞中的脂质空泡（图1-119A）。细胞外空泡可见于界面皮炎，淋巴细胞浸润使真-表皮交界处模糊。淋巴细胞稀疏型表现为空泡性界面皮炎（图1-119B），淋巴细胞密集型表现为苔藓样界面皮炎。

120. 变性（degeneration）

经典病理学中，变性指细胞质和非上皮细胞结构显微镜下病理改变，比如中性粒细胞脂肪变性和胶原变性（图1-120）。皮肤病理学中，该术语被错误用于"基底层液化变性"，它是基底膜上下空泡改变，不符合变性（degeneration）定义。至于神经组织增殖的黏液变性，实际是纤维细胞产生黏液。长期紫外线照射导致皮肤弹力纤维损伤不是胶原变性，而是纤维细胞产物缺陷。

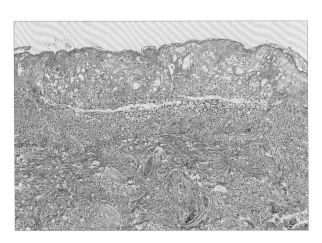

图1-120 变性 基底细胞液化变性，表皮坏死，见于多形红斑。

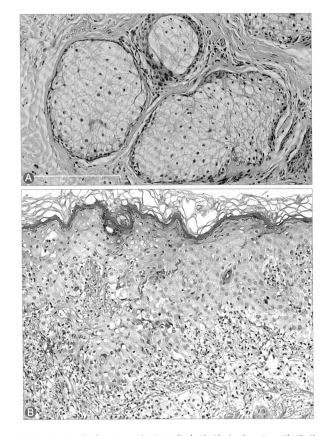

图1-119 空泡 A. 见于正常皮脂腺小叶；B. 见于淋巴细胞稀疏型界面皮炎多形红斑，可见基底层大量空泡。

第 2 章
皮肤附属器及常用术语

皮肤附属器包括毛囊、皮脂腺、顶泌汗腺、外泌汗腺与指（趾）甲等。其中毛囊和皮脂腺构成毛囊皮脂腺单位。无论是终毛毛囊（长且宽）还是毳毛毛囊（短而细），成熟的生长期毛囊均可基于形态学和生物学特征分成两个部分（图2-1、图2-2）。毛囊上部从毛囊漏斗底部到内根鞘角化部位也即峡部，毛囊下部始于内根鞘消失处直达毛囊根部也即毛球（bulb）。

一、毛囊（hair follicle）

1. 表皮和毛囊漏斗（epidermis and infundibulum）

表皮漏斗状下陷与毛囊峡部相连构成毛囊漏斗。漏斗部表皮与其他部位表皮形态上完全相同，其角化方式也相同，均有基底层（stratum

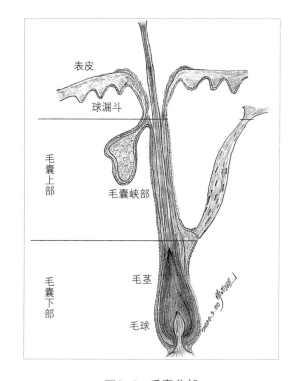

图2-2　毛囊分部

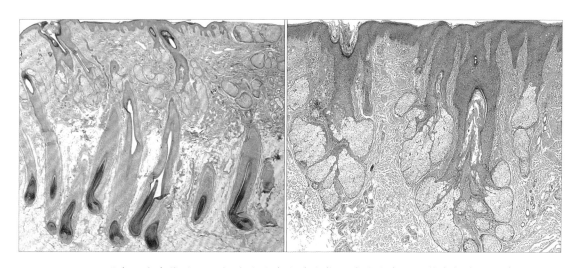

图2-1　**毛囊**　头皮终毛、面部毳毛毛囊大致比较，毳毛毛囊可见基底部外泌汗腺。

basale）、棘层（stratum spinosum）、颗粒层（stratum granulosum）和角质层（stratum corneum），角质层也排列成网篮状（图 2-3、图 2-4）。但生物学上看来，漏斗表皮似乎具有某些不同属性。在某些病理过程中，比如透明细胞棘皮瘤（clear cell acanthoma）等良性肿瘤以及日光角化病（一种浅表鳞状细胞癌），漏斗表皮作为通过皮肤表面的通道，

"幸免"不被累及。漏斗底部上皮与外根鞘最上部也即峡部上端相连。但在组织学特征、组织化学改变和功能上，两者则完全不同，HE 染色观察缺乏外根鞘透明细胞可以推断。漏斗底部表皮细胞糖原含量非常少，用 PAS 染色可以区别。而外根鞘包括最上面的峡部细胞均充满糖原，糖原含量以毛球、毛茎部最多，向上逐渐减少。

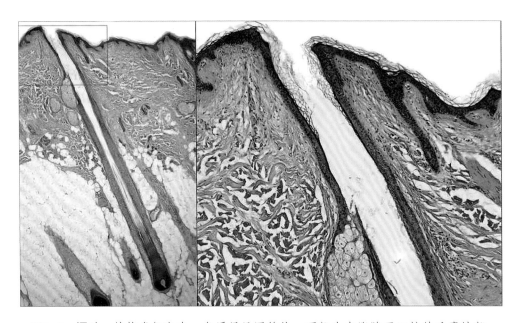

图2-3　漏斗　结构类似表皮，角质层呈网篮状，下部为皮脂腺开口接续毛囊峡部。

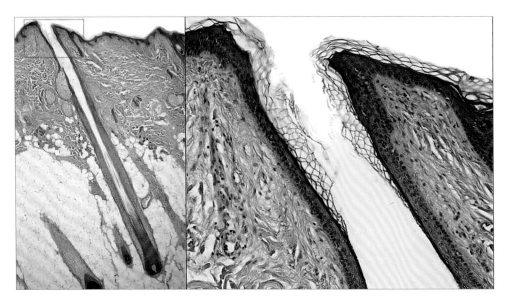

图2-4　漏斗　结构类似表皮，可见网篮状角质层。

增殖向漏斗部分化迹象：
> 有基底层；
> 有棘层；
> 有颗粒层；
> 细胞内充满粗糙蓝染的角质透明颗粒；
> 角质层排列成网篮状。

2. 峡部（isthmus）

毛囊上部主要为永久性峡部，不受毛囊周期影响而变化。毛囊下部则经历随毛囊周期剧烈的阶段变化，也即退行期（catagen）、休止期（telogen）和生长期（anagen）改变。峡部上界是皮脂腺导管进入毛囊漏斗开口处，止于内根鞘角化终止位置（图2-5）。由于皮脂腺导管和内根鞘不是总能被看到，所以多数情况下，峡部界线不易识别。峡部上皮细胞有其特征。内根鞘细胞在峡部已经角化分解。外根鞘由几排上皮细胞组成，边缘为一排基底细胞，细胞核深染，胞质稀少。在基底层上方为棘层，细胞核呈圆形，胞质丰富、红染（细胞间桥通常在常规显微镜下无法看到，但在电子显微镜下可以看到桥粒）。峡部居下部分的细胞多沿外根鞘与毛囊长轴呈直角排列。而上面部分棘层细胞核细长，与毛囊长轴平行。峡部细胞胞质丰富、红染，与其上方毛囊漏斗处蓝染棘层细胞形成鲜明对比。

糖原造成峡部上皮细胞胞质苍白（图2-6），然而PAS染色显示峡部外根鞘中的糖原含量远远少于毛球和毛茎部位。

峡部基底细胞增生膨出，也即外根鞘上皮细胞呈数个指状突起围绕毛囊上部，且各有一束立毛肌附着（图2-7）。膨出部位所含生发细胞参与新的周期更新毛囊。与内根鞘（inner sheath）和毛干（hair shaft）全程角化的情况相反，外根鞘（outer sheath）仅在毛囊峡部发生角化。而峡部细胞从立毛肌附着点上延至毛囊漏斗形成外根鞘。内根鞘在峡部开始角化分解，没有了内根鞘坚硬的角质压缩，峡部外根鞘细胞开始成熟，并产生一层显著致密排列、正角化、明亮嗜伊红角质细胞。峡部角质层呈锯齿样，表现为皱纹样外观（图2-7）。当毛囊退化，毛囊下段细胞凋亡，外根鞘最低处退化而与峡部相似。

增殖向峡部外根鞘（退行期毛囊外根鞘）（outer sheath at the isthmus, and advanced in catagen）分化迹象：
> 角质细胞胞质丰富，嗜伊红染色；
> 细胞间桥几乎看不到；
> 无颗粒层；
> 明亮红染的角质细胞排列紧密，表面角质层呈皱纹样外观。

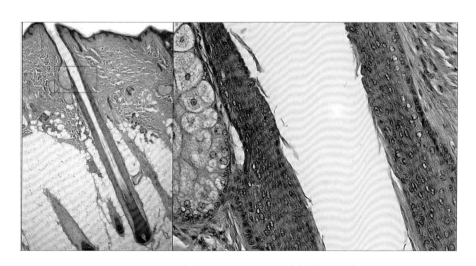

图2-5　**峡部上方**　可见内根鞘角化终止，其上方外根鞘出现角化，但颗粒层缺如。

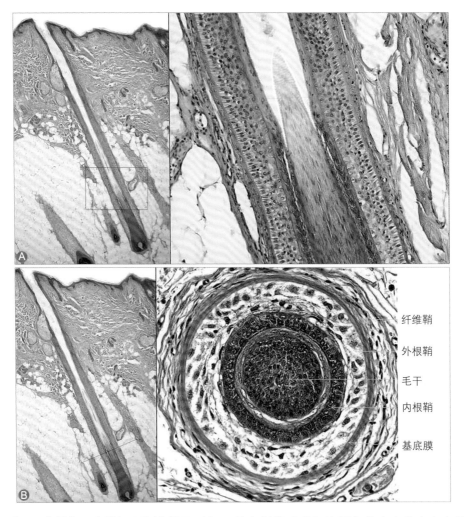

图2-6 （A, B）峡部下方纵切面和横断面　图A可见内根鞘透明红染颗粒转变为蓝灰色角质细胞。

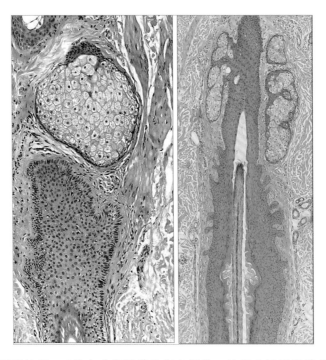

图2-7　毛囊峡部　可见立毛肌附着于膨出部位，峡部角质层呈皱纹样外观。

3. 毛囊下部（lower segment of hair follicle）

毛囊下部可分为两部分，即毛球（bulb）和其上方毛茎（stem）。在每个毛发周期，毛囊下部都会发生显著变化，因此为清晰描述，这里只讨论生长期成熟毛囊。毛囊最低部分为毛球（图2-8），因为和郁金香或洋葱的球茎相似，故得名。毛球基底略圆，顶端尖而拱起，该部位毛发尚未完全角化，每个细胞均可见细胞核。这种角化生长带在Adamson边缘（Adamson's fringe）突然终止，其上毛发则完全角化（图2-9）。毛球细胞分为三个区域，包括毛母质、母质上区和角化生长带，在形态学和生物学上均有明显差异。毛母质（matrix）由毛球基底部位上升到达毛球最大直径处，母质上区继续上升到达 Adamson 边缘下线（below Adamson's fringe），随后则为角化生长带直达 Adamson 边缘（图2-9）。

毳毛毛球位于网状真皮上部，终毛毛球则深达皮下脂肪层。根据解剖部位和生理变化，毛球可位于任何深度。如雄激素脱发的终毛经多年缓慢变化成为毳毛（vellus）。毛母质主要由未成熟上皮细胞组成，细胞核大密集、圆形一致、蓝染。随毛母质细胞逐渐成熟上升，出现一个或多个显著核仁和大量的染色质小点，提示高代谢率。而毛母质细胞中增多的有丝分裂象（mitotic figure）是细胞快速增殖

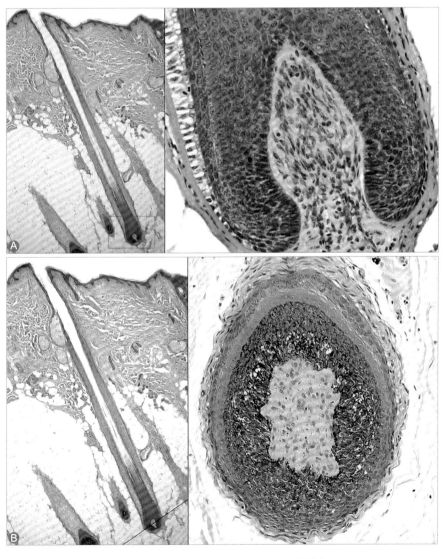

图2-8　毛球　A.毛球纵切面；B.毛球横断面。

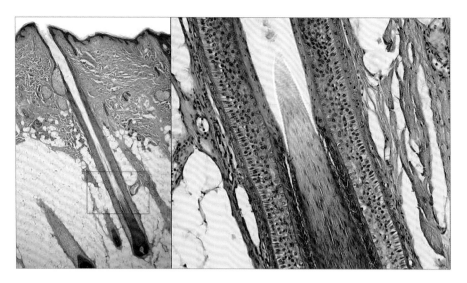

图2-9 毛根 示Adamson边缘。

的另一迹象。在 HE 切片中，密集的细胞核和稀少的嗜碱性胞质使毛母质呈蓝染，但与核小深染的生发细胞相比，其嗜碱性着色要弱得多。毛母质中黑素细胞呈树突状，可明显着色，特别是在黑发人群（图 2-10）。在漏斗上部上皮，黑素细胞分布与表面表皮相似，细胞学上也难以区分。

增殖向毛母质分化迹象：

➤ 细胞核大密集、圆形一致、蓝染，胞质稀少；

➤ 出现一个或多个显著核仁和大量的染色质小点，有丝分裂象常见；

➤ 单个坏死细胞；

➤ 黑素细胞伴有显著树突。

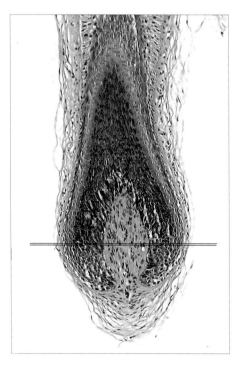

图2-10 毛母质和毛乳头

4. 毛乳头（follicular papillae）

毛球基部膨大形成一个封闭的新月形围绕着毛乳头的结缔组织，其结构类似于一个倒置松果。生长期毛球主要为毛母质细胞（matrical cells）和少量黑素细胞（melanocyte）。毛乳头由纤细的胶原纤维束构成，内含丰富黏液，大量成纤维细胞排列杂乱。一根血管沿垂直方向螺旋上升直达毛母质顶端。毛母质细胞基底层呈栅栏样排列在毛乳头上方，其排列方式与真皮乳头上方表皮基底层细胞排列相同。正常表皮有丝分裂象仅限于基底层，而毛母质细胞有丝分裂象则超出了基底层。毛乳头通过毛球末端的狭窄出口与包围毛球的结缔组织鞘相连。基底膜将毛囊周围鞘（perifollicular sheath）与外根鞘分离（图 2-11）。毛乳头组织、指导和维持毛囊的功能。胚胎期，未成熟间充质细胞诱导毛母

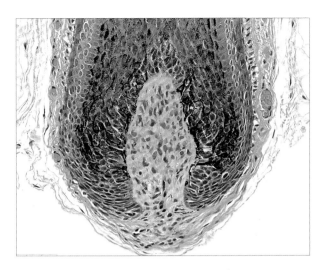

图2-11　毛母质和毛乳头

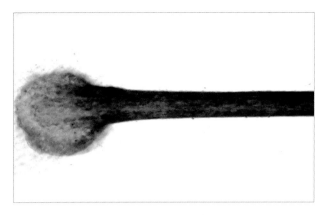

图2-12　毛发　生长期毛发牵拉脱发。

质细胞分化为外根鞘、内根鞘和毛发。出生后，成熟的毛乳头纤维细胞似乎决定着毛囊周期，比如毛囊何时退化，何时会再次生长。

增殖向毛球和毛乳头分化迹象：

> 杯状倒置的毛球内，毛母质细胞被一薄层毛透明角质颗粒细胞和蓝灰色内根鞘细胞包围，外围一层胞质苍白透明的外根鞘细胞，最外层细胞呈柱状栅栏样排列；

> 纤维组织富含黏液及纤维细胞，伸入杯状上皮构成毛乳头。

---

5. 毛发（hair）

　　毛发代表毛球中央毛母质细胞的完全成熟。毛干（hair shaft）由三部分组成，即外层毛小皮、皮质和髓质。毛发结构是毛囊分化的确定性标志。然而在各种增生中，角化结构本身往往不具有与正常毛发相同的特性。正常毛发分化失败最常见的表现是橙黄色的角质细胞，细胞核溶解留下它们原始状态的影子而称为影细胞（shadow cell）（图2-12、图2-13）。罕见的是，影细胞可能在生长期晚期的毛囊毛发中出现。

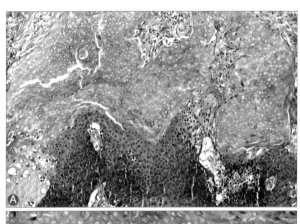

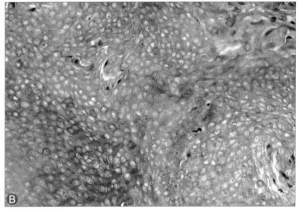

图2-13　（A，B）影细胞　毛母质细胞向影细胞分化，中间还可见过渡细胞，影细胞呈三文鱼肉色改变，见于毛母质瘤（pilomatricoma）。

增殖向毛发分化迹象：

> 存在影细胞；

> 橙黄色致密排列的遮光性角质细胞；

> 形成真正毛发。

---

6. 外根鞘（outer sheath）

外根鞘从毛球基部穿过毛根和毛囊峡部，终止于毛囊漏斗底部。外根鞘下段毛球部分细胞透明或苍白，毛球毛茎上方中段处细胞染成粉红色，上段峡部细胞则染成红色。沿外根鞘外缘有一薄层常规镜下可见的基底膜带（图2-14）。必须强调的是，外根鞘形成于休止期末也即生长期开始，是毛母细胞分化的产物。这些毛母细胞在峡部基底膨出处生发细胞复活后迅速形成。峡部生发细胞是毛囊退化后的唯一残余物，负责新一轮毛囊周期生长。

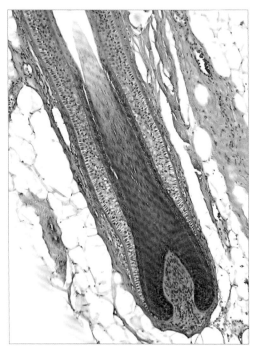

图2-14　外根鞘　见于毛球毛茎部，注意毛球毛茎和其上方外根鞘细胞的染色变化。

增殖向生长期毛囊下段外根鞘（outer sheath in the lower segment of anagen）分化迹象：

➤ 透明和苍白细胞（毛球）；
➤ 细胞粉染不伴显著的细胞间桥（毛茎上方）；
➤ 周边细胞聚集呈栅栏状排列；
➤ 柱状细胞的细胞核垂直树立于基底膜上。

---

7. 毛囊周期（hair follicle cycle）

毛发呈周期性生长，毛发周期持续毛囊的一生，且在人体终生循环。正如前文强调的，只有毛囊下段即毛球和毛茎参与了循环。毛囊周期包括以下三个阶段。①生长期（anagen）：一段相对较长的增长过程；②退行期（catagen）：一段相对较短的毛囊退化期，在此期间毛发停止生长，毛囊下段随着纤维组织薄层逐渐上升而收缩；③休止期（telogen）：一个中间阶段，在此期间，完全退化的毛囊停止生长并休息，只在峡部基底残留未分化细胞。这些细胞将在下次生长期开始时作为生发细胞形成新的毛囊。

增殖向退行期早期毛囊底部（the base of early catagen follicle）分化迹象：

➤ 毛母质细胞未见有丝分裂象；
➤ 外根鞘中有大量坏死角质细胞；
➤ 毛乳头及毛基质收缩；
➤ 毛乳头异染性消失；
➤ 黑素细胞树突消失；
➤ 毛母质黑素细胞向巨噬细胞释放色素颗粒；
➤ 基底膜增厚起皱；
➤ 毛囊周围纤维鞘增厚。

在退行期末，基底膜急剧增厚，并随时间推移退化、解体和再吸收。基底膜退化被认为是毛囊上升或上升后留下的纤维轨迹内蓝灰色皱纹轮廓。随着生长期到来，正常厚度的基底膜在毛囊下段再次形成。

增殖向退行期晚期毛囊底部（the base of late catagen follicle）分化迹象：

➤ 短柱状胚芽样细胞，核呈卵圆形，胞质稀少，聚集成小团；
➤ 外围细胞排列成栅栏样；
➤ 胚芽样细胞聚集下方形成毛乳头凸起。

二、皮脂腺（sebaceous gland）

皮脂腺是一种全浆分泌腺，由腺体和导管两部分构成。腺体呈泡状，由多层细胞构成，周围有一薄层的基底膜带和结缔组织包绕。腺体最外层的细胞呈立方形，与导管的上皮细胞连续。导管由复层鳞状上皮细胞（stratified squamous cells）构成（图2-15）。

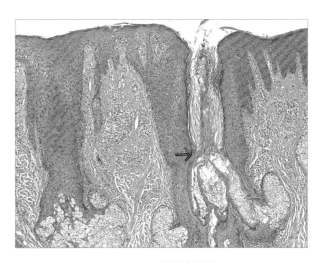

图2-16　皮脂腺导管

增殖向皮脂腺导管分化迹象：
➤ 管状和囊状结构，内壁覆以薄的锯齿状角质层；
➤ 有时细胞边缘有角质透明颗粒；
➤ 致密排列的薄层角质细胞。

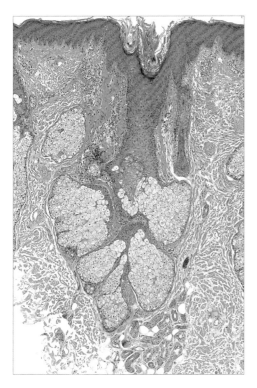

图2-15　皮脂腺

胚胎期皮脂腺由位于未来发育出漏斗和毛囊峡部的交界位置的上皮细胞长出，该位置位于顶泌汗腺单位下方和立毛肌附着膨出上方。皮脂腺小叶（sebaceous lobule）与导管（duct）相连，进入漏斗底部上皮（图2-16）。由于皮脂腺单位与漏斗及毛囊峡部上皮的密切关系，漏斗/毛囊峡部上皮细胞增殖伴有皮脂腺和顶浆分泌分化也就不足为奇。

毛发部位（尤其是面部）垂直切取的组织切片中可以看到未分化的上皮细胞束，从毛囊漏斗和峡部交界处的毛囊漏斗-顶浆分泌-皮脂腺-毛囊单位两侧发出，对称分布，弯曲向外侧延伸很短的距离，然后沿着毛囊下段平行向下延伸更长一段距离。E. Pinkus 在 1897 年首次描述这些形似斗篷的结构，并将其命名为毛囊"斗篷"。然而，所谓的"斗篷"实际上更像裙子或箍（图 2-17）。在横切面上，则为一束未分化上皮细胞包围毛囊。在新生儿中，母体雄激素对斗篷未成熟的皮脂腺细胞催熟而可见成熟腺体。而接下来几周，随着这些激素的减少，皮脂腺逐渐萎缩。在青春期，随着雄激素激增，斗篷个别细胞开始出现胞质的细小空泡，慢慢空泡增多，细胞核变成扇形，细胞本身呈现出成熟脂肪细胞的典型外观。随着越来越多的未分化细胞逐渐成熟为脂肪细胞，斗篷转化为皮脂腺小叶，进而转化为进入毛囊漏斗基底部的导管。皮脂腺小叶数十

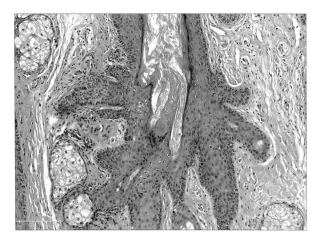

图2-17　**毛囊斗篷**　见于老年人面部皮肤。

年保持旺盛分泌，直到绝经期，雄激素开始减缓分泌以致停止，这时皮脂腺小叶开始缓慢卷曲，并在几年的过程中恢复到原来未分化斗篷状态。

增殖向毛囊斗篷分化迹象：

➤ 未分化上皮细胞条索从漏斗状突起发出，有时相互连接形成一个窗孔样结构模式（fenestrate pattern）；

➤ 未分化上皮细胞条索中出现不同成熟阶段的皮脂腺细胞；

➤ 在上皮细胞条索中出现皮脂腺导管结构；

➤ 基质富含纤维细胞和黏蛋白，而上皮细胞条索之间的胶原丝垂直分布、彼此平行；

➤ 增殖向皮脂腺分化迹象；

➤ 上皮细胞有泡沫或空泡样（vacuoles）胞质；

➤ 成熟的脂肪细胞见扇形胞核（scalloped nucleus）。

在老年人富含皮脂腺部位（如面部）取材制片，可以看到从斗篷改变到有显著导管的皮脂腺小叶各种结构。同样的情况也发生在有毛部位（如头皮）。皮脂腺单位发育完全代表斗篷成熟，而老年人斗篷则代表皮脂腺小叶萎缩后的残余物。当发生创伤时，比如Mohs显微外科手术后，老年人皮肤上毛

囊斗篷上皮细胞增生，皮脂腺分化成熟。这种现象被不精确地称为"毛囊中心基底样上皮增生"，它最初被认为是膨出上皮的增生，但现在认为是斗篷上皮增生。

三、顶泌汗腺（apocrine gland）

顶泌汗腺又称大汗腺，结构类似小汗腺。腺细胞可呈圆柱形、立方形和扁平形，胞核呈椭圆形。分泌旺盛时，细胞较高，反之则较低。腺腔内可见断头分泌（decapitation secretion）（图 2-18）。导管与小汗腺相同（图 2-19）。

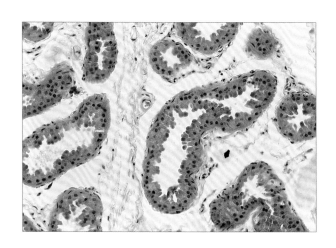

图2-18　**顶泌汗腺**　示断头分泌。

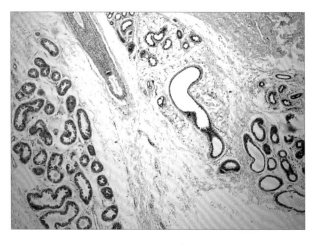

图2-19　**汗腺**　示腺体和导管。

顶泌汗腺包括腺体和导管，通常位于腋窝、乳晕、脐周、会阴、耻骨和肛周等部位。Moll腺和盯聍腺性质上属于顶泌汗腺。顶泌汗腺起于胎儿期第四个月毛囊漏斗侧面上皮细胞膨出处，它和漏斗间紧密的起始关系将持续终生。虽然顶泌汗腺和外泌汗腺在形态上有很大不同，但两者导管难以区分。

增殖向顶泌汗腺分化迹象：
➢ 沿管腔结构内壁上皮细胞出现断头分泌；
➢ 多角形，浆细胞样、黏液性或鳞状的苍白或透明上皮细胞；
➢ 伸长的小管结构；
➢ 管腔周围分泌物形成环状空泡；
➢ 管腔内均一嗜酸性分泌物质；
➢ 上皮乳头状突起进入小管或囊状结构；
➢ 增殖向顶泌汗腺导管分化迹象；
➢ 管壁有两层立方形细胞，管腔内壁光滑，有角质层。

四、外泌汗腺（eccrine gland）

外泌汗腺又称小汗腺，由腺体和导管构成。腺体由腺细胞、肌上皮细胞和基底膜带组成，中央为小的腺腔。腺细胞分为暗细胞和明细胞。暗细胞位于近腺腔的一面，围绕腺腔，染色较深。明细胞位于基底膜带上，较大、形态不一，胞质内空泡较小，无嗜碱性颗粒，故染色淡而透明。肌上皮细胞有收缩功能，有助于汗液排入汗管内。汗管由两层立方形细胞构成，细胞呈嗜碱性染色（图2-20）。

外泌汗腺腺体位于真皮或皮下脂肪上部，由一组螺旋状腺管组成。导管成分见于真皮和表皮内。真皮内卷曲导管连接下方卷曲分泌部和上方直行导管，然后以螺旋状进入表皮并开微孔于皮肤表面（图2-21）。外泌汗腺主要集中分布于手掌、脚底、前额和腋窝。腋窝处外泌汗腺可以和顶泌汗腺混合存在，前者体积小且缺乏断头分泌。增殖向外泌汗

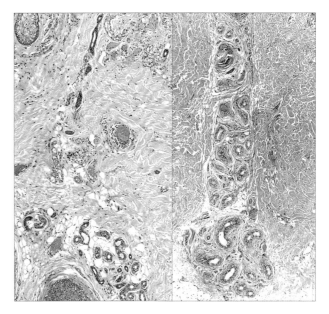

图2-20　外泌汗腺　示腺体基质富含黏蛋白。

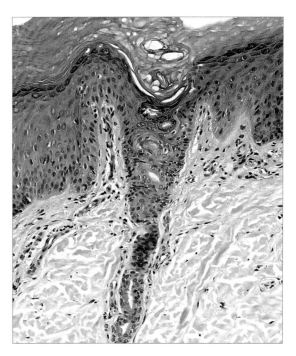

图2-21　外泌汗腺导管　示不同层次汗腺导管及其立方上皮。

腺分化主要通过排除漏斗、顶浆分泌和毛囊分化来确定。我们不能从发病部位来推断，比如掌跖部位也可发生毛囊和顶泌汗腺分化的肿瘤（如痣样基底细胞癌）。

增殖向外泌汗腺腺体分化迹象：

➤ 小管由两排上皮细胞排列构成，胞质苍白，排除空泡化（皮脂腺分化）和断头分泌（顶泌汗腺分化）迹象。

增殖向外泌汗腺导管分化迹象：

➤ 导管有两层立方形细胞；
➤ 管腔内壁光滑，有一层角质细胞。

在许多情况下，我们无法确定增生是外分泌或顶浆分泌导管分化，如汗孔瘤（poromas），因为两者在组织学上相同。然而，如果增殖细胞在漏斗内连续存在，或者有皮脂腺或毛囊分化迹象，则有理由推断增殖为顶浆分泌，而非外泌汗腺导管分化。

五、常见皮肤浸润细胞

1. 淋巴细胞（lymphocyte）

淋巴细胞属于免疫活性细胞的一种，分为T、B淋巴细胞及其各亚群。细胞核呈圆形、深染，胞质少。HE染色切片上各型不能区别，需经免疫组化证实（图2-22）。

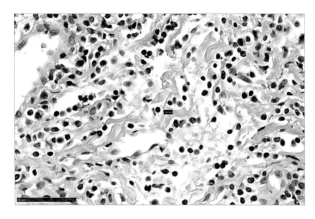

图2-22　淋巴细胞　淋巴细胞浸润。

2. 淋巴母细胞（lymphoblast）

在淋巴细胞增生性疾病中可见，细胞呈圆形，核大，核周围有一圈嗜碱性染色胞质环。核呈圆形，异型性明显（图2-23）。

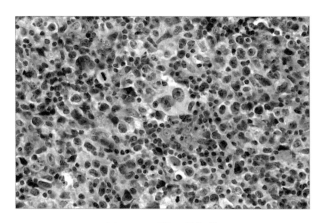

图2-23　淋巴母细胞

3. 浆细胞（plasma cell）

细胞呈椭圆形，胞质丰富，嗜碱性染色。细胞核呈圆形，多位于细胞一侧，染色质颗粒粗大、深染，沿核膜分布呈车轮状（图2-24）。

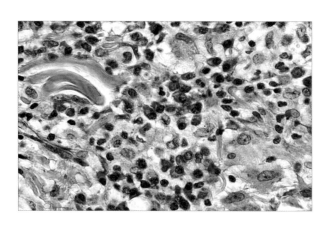

图2-24　浆细胞

4. 组织细胞（histiocyte）

在正常皮肤内仅有少量组织细胞存在。细胞核呈卵圆形或肾形，染色质较多，胞质丰富，呈弱嗜酸性，边界不清。组织细胞具有很强的吞噬能力，吞噬后即成巨噬细胞（macrophage）。病理过程中，组织细胞从毛细血管游走到病灶部位，转变为上皮样细胞（epithelioid cell）、噬色素细胞、泡沫细胞（foam cell）及各种巨细胞（图2-25～2-30）。

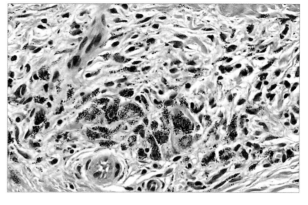

图2-27　噬色素细胞

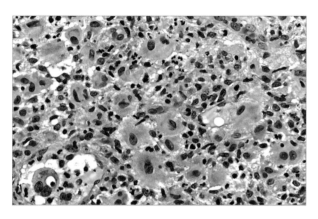

图2-25　组织细胞　见于Rosai-Dorfman病（Rosai-Dorfman disease，RDD）。

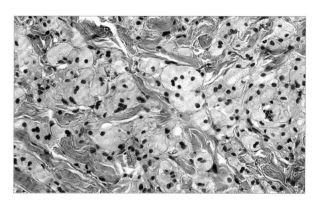

图2-28　泡沫细胞　组织细胞吞噬脂质颗粒而形成。

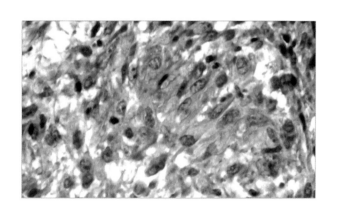

图2-26　上皮样细胞

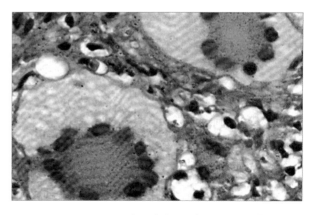

图2-29　Touton巨细胞　多核的黄瘤细胞核在细胞的中央排列成环，环中央胞质均匀一致、无泡沫，其周围的胞质呈泡沫状。

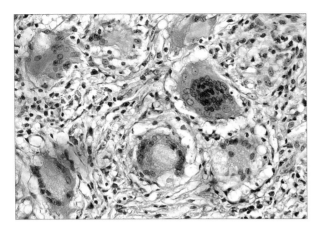

图2-30　朗格汉斯巨细胞　由上皮样细胞融合而成的多核巨细胞，细胞巨大，核排列于胞质的一边呈马蹄形。胞质均匀，呈弱嗜酸性。异物巨细胞：由组织细胞融合而成，细胞体积大，细胞核多形而聚集成团，排列不规则。

5. Reed-Sternberg 细胞（RS 细胞）

数个大小不等的细胞核在胞质内聚集，核大、深染，呈团块状，核仁大而明显，核膜清楚。RS细胞如由两个大小相同的核对称排列而成，则为镜影细胞（图2-31）。

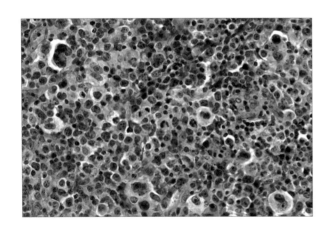

图2-31　Reed-Sternberg细胞

6. 肥大细胞（mast cell）

肥大细胞呈梭形、立方形或纺锤形，胞质中有异染性颗粒（metachromatic granule）。HE 染色不显色，用Giemsa或甲苯胺蓝染色可见异染的紫红色颗粒（图2-32）。

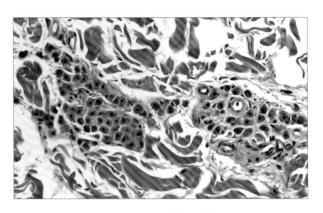

图2-32　肥大细胞

7. 中性粒细胞（neutrophil）

细胞呈圆形，细胞核呈分叶状，胞质轻度嗜酸性染色（图 2-33）。

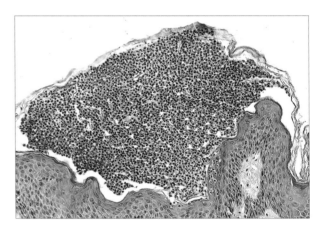

图2-33　中性粒细胞　见于角层下脓疱病。

8. 嗜酸性粒细胞（eosinophil）

细胞呈圆形或椭圆形，单核或分叶状，胞质内有粗大的嗜酸性颗粒（图 2-34）。

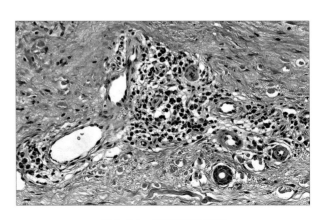

图2-34　嗜酸性粒细胞

第 3 章

诊断规则及分类

一、皮肤病理学诊断方法

　　过去，病理学者缺乏可重复、可靠的方法来特异性诊断大多数皮肤肿瘤。该书的诊断思路基于系统算法，主要依赖常规显微镜低倍视野扫视组织切片分析结构模式得到初步诊断，基于增殖轮廓（silhouette）判断良/恶性，继而判断上皮或非上皮来源，最终基于分化迹象和细胞组分特征准确诊断。我们不能过分强调低倍镜下扫视增殖轮廓，因为有时需要检测高倍视野下细胞病理学的细节。该方法基于对细胞增殖结构模式的认识，但也依赖于辨别细胞本身，特别是注意它们形成类似正常皮肤结构的能力，也即分化能力。该方法有助于病理学工作者作出大病理的精准诊断，尤其对于表皮、漏斗、毛囊、皮脂腺、顶泌汗腺和外泌汗腺分化的皮肤肿瘤则更为实用（图3-1）。

　　在将玻片放到显微镜上之前，我们应该大体观察标本情况，观察玻片上组织切片数量。然后先在扫视倍数下观察，使用不高于2.0×（最好是1.0×）的目镜扫视，并按以下7项顺序评估：

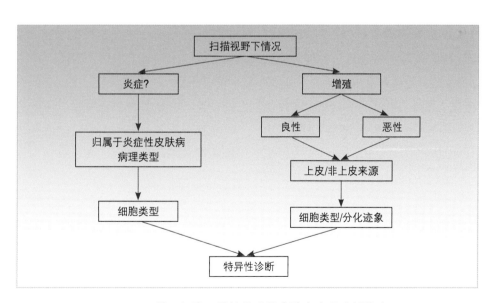

图3-1　基于细胞及结构模式的皮肤病病理诊断算法

（注：炎症性皮肤病病理类型包括以表皮改变为主的海绵水肿性皮炎、界面皮炎、银屑病样皮炎、乳头瘤样皮炎和表皮内水疱及脓疱性皮炎；以及以非表皮改变为主的表皮下水疱性皮炎、真皮血管周围性皮炎、结节性浸润性皮炎、弥漫性浸润性皮炎、脂膜炎及筋膜炎和皮肤附属器炎症性病变。）

- 低倍镜扫视判断标本取材过程。首先确定活检标本取材技术以及切片是否可读。通常情况下，电凝术后刮除肿瘤标本无法解读。如果切片不能满足诊断要求，则不做诊断。
- 确定取活检标本的**解剖位置**。解剖部位差异在组织学上很容易识别，就像临床诊断一样，显微镜下确定解剖部位应该是第一步判断。每种皮肤病均有其好发部位，这将在本书第4~6章有专门论述，比如结缔组织增生性毛发上皮瘤好发于女性面颊近唇部，纤维性丘疹好发于鼻部，增殖性毛鞘囊肿好发于头皮。
- 确定患者年龄。尽管使用低倍镜扫视，但我们应该尽量发现一些年龄的显著标志以确定患者年龄段。比如婴儿皮肤细小的毳毛毛囊和皮脂腺位于真皮浅层。长年累月的紫外线暴露导致网状层真皮日光弹力纤维变性多见于老年人。再比如中毒性红斑和皮脂腺痣在新生儿好发，而脂溢性皮炎和皮脂腺瘤则极少发生于幼儿。
- 确定疾病类别。扫视倍数下对疾病进行分类即判断疾病为炎症还是肿瘤。扫视可见炎性疾病完全由炎症细胞构成，如面部肉芽肿、持久性隆起性红斑等，因此可与各种肿瘤性疾病区分如螺旋腺瘤和汗孔瘤。
- 判断肿瘤良/恶性。扫视下可以通过肿瘤结构模式和轮廓分析判断肿瘤良/恶性（表3-1）。
- 推断肿瘤上皮/非上皮分化。良/恶性肿瘤或者是上皮性分化，或者是非上皮性分化。上皮细胞肿瘤细胞互相接触，如毛母细胞瘤；非上皮细胞肿瘤则细胞彼此之间明显分离，如恶性纤维组织细胞瘤。
- 解决肿瘤细胞成分及分化问题。上皮来源良/恶性肿瘤显示表皮、漏斗、毛囊、皮脂腺、顶泌汗腺和外泌汗腺分化，而非上皮来源肿瘤则显示神经、血管、纤维、肌肉和脂肪分化。

大多数上皮和非上皮细胞肿瘤均尝试分化出胚胎发育过程中的正常组织结构。有些细胞分化出了更多成熟结构的特征，这些可以视为分化良好。而那些完全失败的则是低分化或未分化。本书将增殖分门别类划分为"漏斗分化"，毛囊各部位包括"峡部分化""毛球分化""外根鞘分化"和"全毛囊分化"等，但读者应警惕并不是每一种增殖都向一个方向分化，这种分类过于简单。考虑到在胚胎中单个胚芽即可产生漏斗-顶浆分泌-皮脂腺-毛囊单元，因此一个特定的增殖可能表现出其中两种、三种或全部四种分化也不足为奇。良/恶性肿瘤均可伴有多种分化方向，因而书中可见伴有联合分化的肿瘤。病理学工作者通过使用本书方法，将能够确定某些到目前尚不能定性的增殖是良性还是恶性，是上皮性还是非上皮性，以及确定这些细胞组成和（或）分化的本质。以上方法也有助于病理学工作者以一种深思熟虑的、有序的、合乎逻辑的方式，朝着准确诊断各种皮肤病的目标迈进，并且可以发表这些新发现的改变。

表3-1　良/恶性结构模式/轮廓鉴别

良性	恶性
对称	不对称
边界清楚	边界不清
通常呈 V 形	通常不是 V 形或倒 V 形
垂直分布常见	通常非垂直分布
肿物总体表面光滑	肿瘤边缘参差不齐
周围纤维组织排列紧密	周围纤维组织非紧密排列
裂隙存在于正常皮肤纤维组织和包围增殖上皮细胞的间质之间	裂隙存在于增殖上皮细胞和间质之间
手术切开，肿物"弹出"，切口多不发生溃疡	手术切开，肿物与周围粘连，不易"弹出"，切口很快溃疡
肿物团块彼此分开，隔以丰富间质	肿瘤团块堆积拥挤，间质少
肿物团块大小形状一致，单个边界光滑	肿瘤团块大小形状不一，单个边界参差
增殖细胞单个分布，分化良好	增殖细胞成片分布，分化差或未分化
正常附属器结构存在	正常附属器结构缺失
多无大面积坏死	通常有大面积坏死
增殖细胞亲神经现象不常见	增殖细胞亲神经现象可见
增殖细胞血管腔内分布不常见	增殖细胞血管腔内分布有时可见
胶原束间无串状排列增殖细胞	胶原束间常见串状排列增殖细胞
肿物团块向组织深部下行体积变小	肿瘤团块向组织深部下行体积不一定变小
增殖细胞核单一形态	增殖细胞核多形性

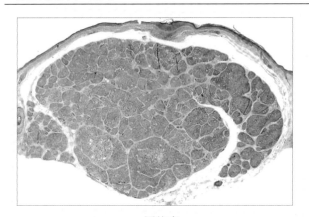

圆柱瘤

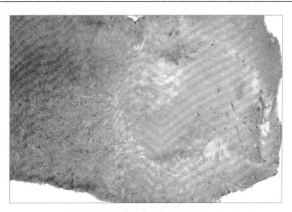

结节性溃疡性恶性黑色素瘤

二、毛囊增殖性疾病分类方法概述

毛囊肿瘤可以向毛囊的一部分分化（如外根鞘瘤）或全部分化（如全毛囊瘤），而分化程度又各不相同，因此临床分类混乱。目前，关于毛囊的专业论著大多分类不一致。为方便学习和临床参考，我们参考 Ackerman 分类，并结合多年的临床病理工作经验积累，试做如下分类（图 3-2）。另外，我们根据毛囊分部梳理了向毛囊各部分不同细胞成分分化的良、恶性毛囊肿瘤，根据毛囊从上到下的分部顺序做分类叙述，以利于临床学习应用（表 3-2）。我们将在第 4 章叙述毛囊肿瘤，第 5 章叙述毛囊错构瘤和增生，第 6 章叙述毛囊畸形和囊肿。

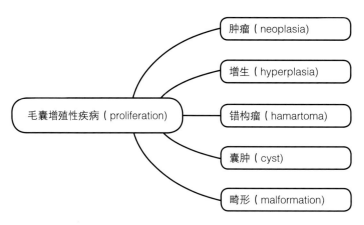

```
                                      ┌─ 肿瘤（neoplasia）
                                      │
                                      ├─ 增生（hyperplasia）
                                      │
          毛囊增殖性疾病（proliferation）─┼─ 错构瘤（hamartoma）
                                      │
                                      ├─ 囊肿（cyst）
                                      │
                                      └─ 畸形（malformation）
```

图3-2　毛囊增殖性疾病分类

表3-2　毛囊肿瘤按分化部位和细胞成分分类

	分化部位	细胞成分	良/恶性	肿瘤
全毛囊分化 全毛囊瘤 (panfolliculoma)	漏斗 (infudibular)			毛发腺瘤 (trichoadenoma)
	峡部 （isthmus）			毛囊漏斗部肿瘤 (tumor of the follicular infundibulum) 毛鞘棘皮瘤 (pilar sheath acanthoma) 增殖性外根鞘瘤 (proliferating tricholemmal tumor)
	毛茎和毛囊 下段毛鞘 (stem and follicular sheath)		良性	外根鞘瘤 (tricholemmoma)
			恶性	外根鞘癌 (tricholemmal carcinoma)
	毛球和毛胚 （bulb and germ）	生发细胞 (germinative cell)	良性	毛发上皮瘤 (trichoepithelioma) 结缔组织增生性 毛发上皮瘤 (desmoplastic trichoepithelioma) 皮肤淋巴腺瘤 (cutaneous lymphadenoma) 毛母细胞瘤 (trichoblastoma)
			恶性	基底细胞癌 (basal cell carcinoma)
		毛母质细胞 (matrical cell)	良性	毛母质瘤和母质瘤 (pilomatricoma and matricoma)
			恶性	母质癌 (matrical carcinoma)

第 **4** 章

毛囊肿瘤

一、毛囊漏斗部分化（infudibular differentiation）肿瘤——毛发腺瘤（trichoadenoma）

肿瘤向毛囊漏斗部分化迹象：

➤ 有基底层；

➤ 有棘层；

➤ 有颗粒层；

➤ 细胞内充满粗糙、深蓝染的角质蛋白；

➤ 角质层呈网篮状（图 4-1）。

毛发腺瘤是起源于毛囊漏斗部累及真皮全层的良性肿瘤，瘤体由漏斗上皮成分构成的实性团块或大量角囊肿构成，囊肿常群集排列，彼此靠近，以上皮柱连接。

临床特点 毛发腺瘤由 Nikolowski 于 1958 年首先描述，为好发于成人面部、臀部的单发结节，表面淡黄色或红色，肿瘤边缘呈珍珠灰色半透明状（pearly-grey translucency），质地软硬不一，临床常误诊为基底细胞癌。该病在男女发病率相当，患者无自觉症状。临床偶见发生于颈部、上臂、大腿及外耳道等部位的病例。

组织病理学特点 扫视下肿瘤为良性轮廓，瘤体位于真皮内，边界清楚，偶可深达皮下脂肪浅层，为血管纤维性基质内镶嵌的大量圆形或卵圆形角囊肿（图 4-2A）。囊壁由胞质嗜伊红或淡染鳞状上皮构成，有颗粒层，提示向毛囊漏斗上皮分化。有时，角囊肿内覆上皮类似脂囊瘤的皮脂腺导管上皮。囊肿中心角化呈板层状。有时嗜伊红性瘤细胞只形成细胞岛或团，不形成角化中心。有时可见实

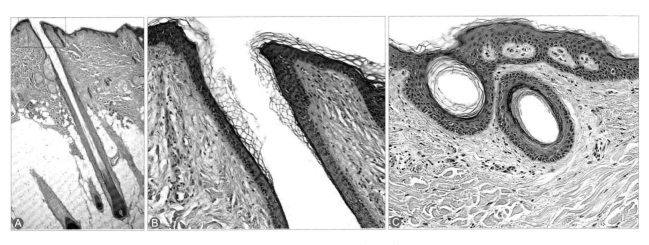

图4-1 （A~C）毛囊漏斗部

性条索状或柱状上皮细胞连接相邻囊壁（图 4-2B，C）。如角囊肿破裂，则形成异物肉芽肿。

组织病理学鉴别诊断

• 结缔组织增生性毛发上皮瘤：细胞排列成窄的条索状，在漏斗囊性结构中可见明显钙化，并伴有毛囊分化，尤以毛球和毛乳头分

化明显，有时也可见皮脂腺和大汗腺分化。间质结缔组织增生明显。

• 微囊肿性附属器癌：又称硬化性汗腺导管癌（sclerosing sweat ductcarcinoma），表现为恶性肿瘤轮廓，从上到下通常由三层结构组成，即囊性角化、实性和管状结构，病变通常呈浸润性生长，延伸至皮下脂肪甚至深达骨骼肌。

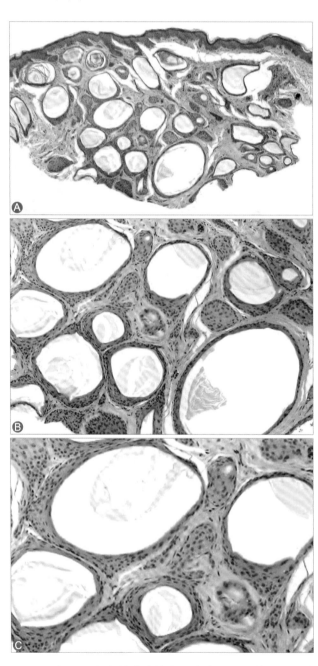

图4-2 （A~C）良性肿瘤轮廓＋真皮内大量彼此紧挨的毛囊漏斗部囊肿＝毛发腺瘤

图4-3 （A~C）良性肿瘤轮廓＋真皮内大量彼此紧挨的毛囊漏斗部囊肿＋囊肿间短柱状排列上皮连接彼此＝毛发腺瘤

二、毛囊峡部分化（isthmas differen-tiation）肿瘤

肿瘤向毛囊峡部（退行期毛囊）分化迹象：

➤ 角质细胞胞质丰富，嗜伊红染色；

➤ 细胞间桥几乎看不到；

➤ 无颗粒层；

➤ 明亮红染的角质细胞排列紧密，表面角质层呈皱纹样外观（图4-4）。

1. 毛囊漏斗部肿瘤（tumor of the follicular infundibulum，TFI）

毛囊漏斗部肿瘤又名漏斗瘤（infundibuloma），是好发于成人面颊部的良性浅表性肿瘤。瘤体表现为真皮上部和上方表皮及相邻毳毛毛囊漏斗相连的薄板样增生。肿瘤细胞富含糖原，淡染，向毛囊峡部上皮分化。临床表现为面颊部好发的单个丘疹。

临床特点　皮损好发于面颊部，亦可发生于颈部，为高起皮面的单个丘疹，直径可达15 mm，表面光滑或稍有鳞屑。该病好发于中年及以上女性，无痒痛不适。临床亦有多发及发疹性病例报道。该病临床常误诊为脂溢性角化病或基底细胞癌。

组织病理学特点　肿瘤位于真皮上层且与皮面

平行，瘤细胞团在多个部位与上方表皮及周围毳毛毛囊相连。肿瘤细胞排列成薄板状，薄板互相连接形成窗孔样改变（图4-5A、图4-6A）。瘤体中央细胞较大，胞质富含糖原，苍白淡染似毛囊峡部上皮

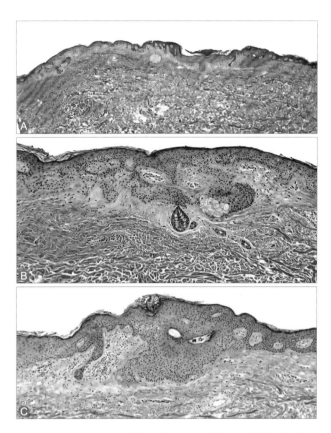

图4-5　（A~C）良性增殖轮廓+细胞向毛囊峡部分化并与毛囊漏斗部相连，有皮脂腺导管=毛囊漏斗部肿瘤

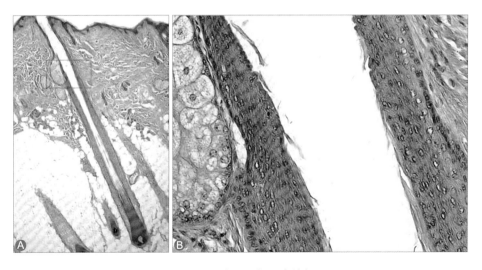

图4-4　（A，B）毛囊峡部

细胞（图4-5B，C），PAS染色阳性。瘤体周围细胞呈栅栏状排列，细胞小而深染似基底样细胞。瘤体与周围间质隔以增厚的嗜酸性玻璃膜，没有收缩间隙（图4-6B，C）。瘤体内可见末端汗管穿过，偶见向皮脂腺及汗腺分化。肿瘤周围间质内弹力纤维显著增加。瘤体下方可有小毛囊丛进入瘤体结构。

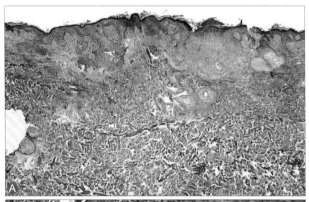
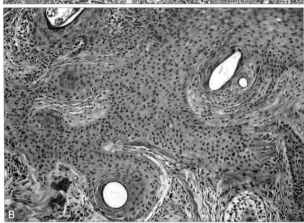
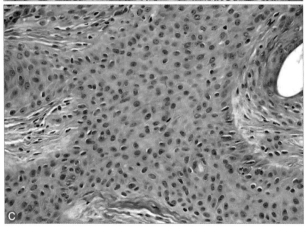

图4-6 （A~C）良性增殖轮廓+向毛囊峡部上皮分化，与皮肤表面平行并与毛囊漏斗部相连，形成网状结构=毛囊漏斗部肿瘤

组织病理学鉴别诊断

- **浅表型基底细胞癌**：由嗜碱性的生发细胞聚集而成，紧邻上方表皮，可见收缩间隙。
- **Pinkus纤维上皮瘤**：由生发细胞构成，而非毛囊峡部分化。

2. 毛鞘棘皮瘤（pilar sheath acanthoma）

毛鞘棘皮瘤是好发于成人上唇的毛囊来源的向峡部分化的良性肿瘤，临床表现为上唇部位单个的皮色丘疹或结节，中央有毛孔样开口，内含角质。

临床特点 该病罕见，好发于中年以上人群，男女发病率相当。皮损累及头面部尤其上唇，为单个皮色丘疹或结节，直径0.5~1 cm，结节中央有毛孔样开口，内含角质物。临床多误诊为扩张孔、表皮囊肿及角化棘皮瘤等。患者无自觉症状。

组织病理学特点 扫视下肿瘤呈良性轮廓，为对称圆顶形、内生性，通常垂直于表皮分布。肿瘤中央为明显扩张的毛囊漏斗，向上连续开口于表皮（图4-7A）。漏斗腔呈不规则分枝状，囊壁增生的芽蕾含有真性或假性角囊肿，由囊壁向周围真皮内呈放射状伸出分叶状肿瘤团块，团块边缘平滑，可深达皮下脂肪层（图4-7B，C）。囊腔内含有大量角蛋白，囊壁由角化的鳞状上皮构成，颗粒层存在。分叶状的肿瘤团块为毛囊峡部上皮，局部向外根鞘分化，细胞富含糖原。肿瘤团块周边基底样细胞呈栅栏样排列，和周围间质隔以玻璃膜（图4-8A）。

组织病理学鉴别诊断

- **扩张孔**：为毛囊漏斗部囊肿，囊壁有上皮突呈指状伸入周围间质，且囊壁为毛囊漏斗上皮。
- **毛囊瘤**：中央有宽大毛囊漏斗，囊壁伸出大量次级毛囊而非外根鞘细胞团块。
- **角化棘皮瘤（keratoacanthoma）**：为鳞癌的一种类型，虽然中间有扩张的火山口样凹陷，类似毛囊漏斗改变，但瘤体未见毛囊分化（图4-8B，C）。

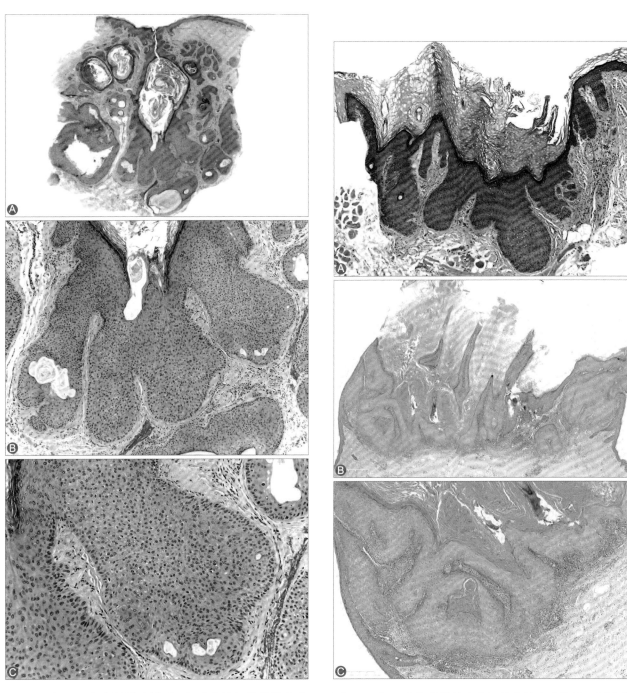

图4-7 （A~C）良性增生模式+向毛囊峡部分化的上皮形成边缘平滑小叶，可见皮脂腺导管穿入+扩张的毛囊漏斗充满角质物+外根鞘角化，没有颗粒层=毛鞘棘皮瘤

图4-8 （A~C）毛鞘棘皮瘤与角化棘皮瘤鉴别，后者为鳞癌，中央有扩张的火山口样凹陷，充满角质，基底为异形鳞状细胞团块

3. 增殖性外根鞘瘤（proliferating tricholemmal tumor）

增殖性外根鞘瘤又称良性增殖性毛发瘤（benign proliferating pilar tumor），是向外根鞘分化的良性肿瘤，目前认为是毛发囊肿上皮增生所致。病变位于真皮内或达到皮下脂肪上层，为单发圆形、界线清楚的质软肿瘤。瘤体由形状各异、相互靠近的囊肿组成，囊肿覆以类似毛囊峡部上皮，内容物为伴有钙化的致密角质。囊肿通过短柱状上皮相互连接。

临床特点 肿瘤表现为光滑的孤立丘疹或结节，直径 4~10 mm，任何毛发部位均可受累。绝大多数皮损见于头皮（90%），其次为背部（10%）。该病好发于成年女性，临床多诊断为囊肿，但肿瘤

可以局部侵袭深达皮下脂肪或骨骼，切除不完全容易复发。若肿瘤突然迅速增大，提示恶变，可引起区域淋巴结转移。

组织病理学特点 扫视下肿瘤呈良性轮廓，为大而圆的囊性肿瘤团块，位于真皮内，有时可延伸至皮下脂肪。瘤体由大量聚集的囊肿构成，通过短柱状上皮相互连接（图 4-9A、图 4-10A）。每一个囊性结构均类似峡部-退行期囊肿改变，内衬向峡部分化毛囊上皮。囊肿伴有广泛的角化及坏死，缺乏颗粒层，经常发生钙化（图 4-9B、图 4-10B）。肿瘤细胞为鳞状上皮细胞，胞质淡染，有异型性和核分裂象（图 4-9C、图 4-10C）。肿瘤团块部分区域可见大量糖原沉积，出现透明化细胞。肿瘤周边细胞呈栅栏样排列，外包围一层厚的折光性基底膜带，周围纤维性基质被囊肿压缩。部分瘤体可见角

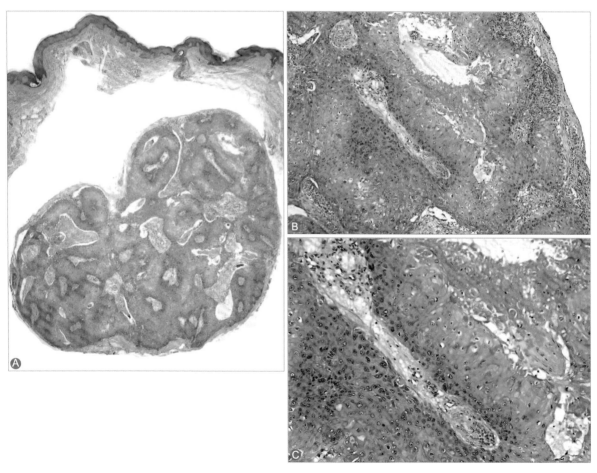

图4-9 （A~C）良性肿瘤轮廓 + 瘤体由形状大小各不相同的囊肿组成，类似峡部–退行期囊肿改变，角化、缺乏颗粒层=增殖性外根鞘瘤

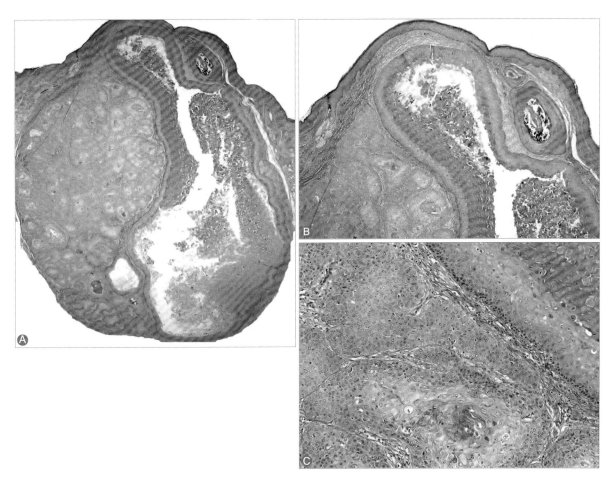

图4-10 （A~C）良性肿瘤轮廓＋瘤体由形状大小各不相同的囊肿组成，类似峡部−退行期囊肿改变，角化、缺乏颗粒层＋肿瘤局部细胞异型性显著，可见有丝分裂象＝增殖性外根鞘瘤恶变

珠，与鳞状旋涡相似。

组织病理学鉴别诊断

- 增殖性外根鞘瘤恶变：如果肿瘤短期内突然增大，直径大于5 cm，组织学出现侵袭性生长、细胞异型性和大量核分裂象，要考虑恶变可能。
- 毛发腺瘤：是一个向毛囊漏斗部分化的肿瘤，表现为真皮内多个漏斗部囊肿彼此靠近，以短柱状排列的上皮相互连接。囊腔内容大量角质物，有颗粒层。

三、毛茎和毛囊下段毛鞘分化（stem and follicular sheath differentiation）肿瘤

肿瘤向毛茎和毛囊下段外根鞘（生长期毛囊）分化迹象：

➢ 透明和苍白细胞；
➢ 粉染细胞不伴显著的细胞间桥；
➢ 周边细胞聚集呈栅栏样排列；
➢ 柱状细胞的细胞核垂直树立于基底膜上（图4-11）。

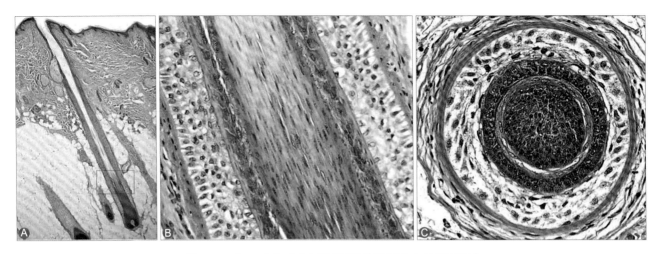

图4-11 （A~C）毛茎/毛囊下段外根鞘（生长期毛囊）

1. 外根鞘瘤（tricholemmoma）

参见第6章相关内容。

2. 外根鞘癌（tricholemmal carcinoma）

外根鞘癌是好发于老年人曝光部位尤其鼻部的罕见肿瘤，瘤体向外根鞘分化。组织学发现肿瘤具有侵袭性特征，但生长缓慢，未见转移。

临床特点　皮损好发于老年人曝光部位如头面部，尤其鼻部，为单发红色或皮肤颜色的丘疹或结节，直径小于3 cm，生长较快，表面常伴溃疡、结痂。

组织病理学特点　扫视下肿瘤呈恶性轮廓，由向外根鞘分化的毛囊上皮构成，与表皮和毛囊均相连。瘤体呈分叶状，肿瘤小叶可向真皮深层及皮下脂肪层挤压生长（图4-12A）。小叶周围细胞呈栅栏样排列，包围以PAS阳性的透明带。肿瘤上皮细胞为PAS阳性的胞质透明的大细胞，异型性可以轻重不等（图4-12B，C）。异型肿瘤上皮可以取代一个或多个毛囊，形成细胞集落。高分化肿瘤核异型性不显著，低分化肿瘤则可见显著核异型伴有大量的不典型核有丝分裂象。在肿瘤小叶中央可以出现突

然的毛鞘角化（图4-12D，E）。大的肿瘤团块可见灶性出血及坏死。肿瘤周围常伴致密淋巴浆细胞样浸润。外根鞘癌必须具有明确毛鞘分化的证据，仅靠透明细胞不足以作出该诊断。

组织病理学鉴别诊断　外根鞘癌需要和各种透明细胞恶性肿瘤进行鉴别，其中包括透明细胞棘皮瘤、透明细胞鳞癌、透明细胞基底细胞癌、透明细胞汗孔癌、透明细胞汗腺癌以及透明细胞黑色素瘤等。

四、毛球（主要为毛母质细胞）和毛胚分化（bulb and germ differentiation）肿瘤

这类肿瘤包括向毛囊生发细胞分化和向毛母质细胞分化两种。前者为毛母细胞瘤（trichoblastoma）和基底细胞癌（basal cell carcinoma，BCC），毛母细胞瘤又包括毛发上皮瘤（trichoepithelioma）、结缔组织增生性毛发上皮瘤（desmoplastic trichoepithelioma）和皮肤淋巴腺瘤（cutaneous lymphadenoma）；后者包括毛母质瘤和母质瘤（pilomatricoma and matricoma）以及母质癌（matrical carcinoma）。

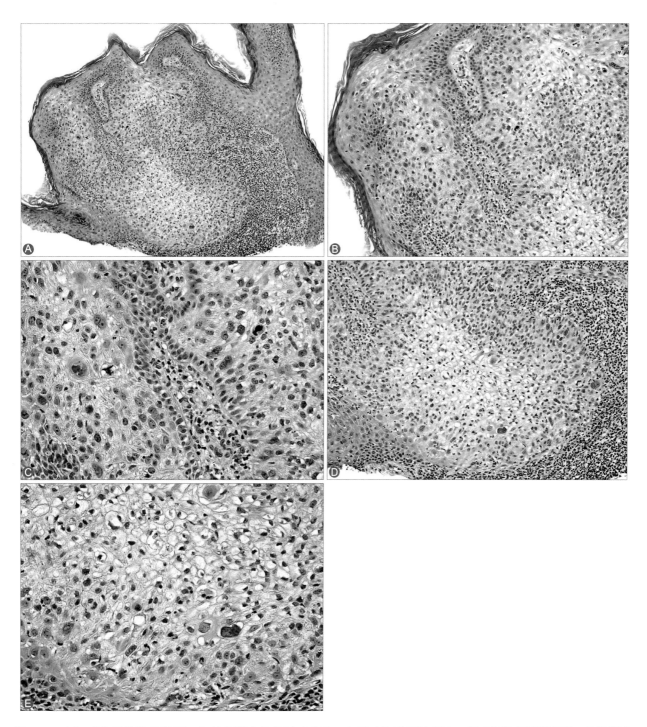

图4-12 （A~E）恶性肿瘤轮廓 + 向外根鞘分化的肿瘤小叶，与表皮和毛囊均相连 + 肿瘤细胞异型性显著=外根鞘癌

（一）向毛囊生发细胞分化

肿瘤向毛囊生发细胞分化迹象：

➢ 细胞核小深染，胞质少，聚集成新月状；

➢ 周边柱状细胞呈栅栏样排列；

➢ 生发细胞下方连接毛乳头，为簇状饱满的卵圆形间质细胞（图4-13）。

---

1. 毛母细胞瘤（trichoblastoma，TB）

毛母细胞瘤通常为良性肿瘤，完全或几乎完全由毛囊生发细胞组成。根据肿瘤轮廓人为分为多种类型，即大结节、小结节（包括釉质样）、网状、筛状（即传统上的毛发上皮瘤）、串状和柱状（结缔组织增生性）。通常在同一张组织切片上可存在上述多种类型。

临床特点　肿瘤可发生于任何年龄，但常见于成年以上人群，女性发病率略高（尤其结缔组织增生性毛发上皮瘤更为显著）。皮损好发于头颈部，为孤立的界线清楚的皮色丘疹、斑块或结节，直径多小于 2 cm，无自觉症状。毛发上皮瘤通常表现为面部（尤其鼻唇沟处）孤立的丘疹。多发皮疹亦不罕见，部分多发性患者可能同时有圆柱瘤和（或）

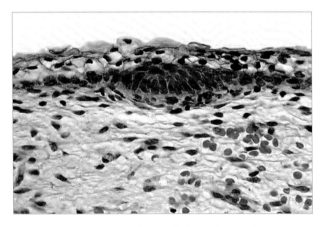

图4-13　毛囊生发细胞，分化出漏斗-顶泌汗腺-皮脂腺-毛囊单位

螺旋腺瘤。结缔组织增生性毛发上皮瘤又称硬化性上皮错构瘤（sclerosing epithelial hamartoma），为边缘隆起、中央稍凹陷的轻度脐凹状结节或丘疹，质硬，与环状肉芽肿相似。色素性大结节毛母细胞瘤可发生于皮脂腺痣基础上。

组织病理学特点　扫视下肿瘤呈良性增殖轮廓，绝大多数由毛囊生发细胞组成。瘤体通常局限于真皮层，有时可同时累及真皮和皮下脂肪，但很少局限于皮下脂肪。肿瘤可垂直于表皮分布（如网状和串状毛母细胞瘤），也可与表皮平行存在（如毛发上皮瘤和结缔组织增生性毛发上皮瘤）。通常肿瘤表面不发生溃疡，创伤时例外。肿瘤内可有嗜酸性小球沉积。肿瘤基底通常呈毛球样改变，有时似泪滴样。偶尔组织切片可见毛母细胞瘤和基底细胞癌紧邻，但通常彼此清晰分开而不连续。

瘤体通常可见两种类型上皮细胞：一种是嗜碱性毛囊生发细胞，占绝对多数。细胞主要由深染的核组成，核通常较小且形态单一，椭圆形或圆形，可见有丝分裂象；另一种为粉红染细胞，胞质丰富，向毛茎外根鞘分化。结节性肿瘤成分主要由蓝色深染的生发细胞组成，而网状以及交错排列的线状和柱状上皮成分大部分为粉红染细胞构成。有时大、小结节型毛母细胞瘤中可见充满角质的漏斗囊状结构，钙化可以出现在致密角化区。瘤体内常见单个坏死细胞，类似于生长期的正常外根鞘。在一些较大的生发细胞肿瘤团块，坏死可能广泛存在。瘤体边缘可见散在的毛囊胚芽和毛乳头向周围突出，偶尔可见毛乳头连接毛球。黑素细胞数量多少不等，多存在于生发细胞团块内。偶见皮脂腺和顶泌汗腺分化。

肿瘤基质所占比例多少不等，胶原束可呈螺旋状包围生发细胞团块，形成单个的纤维上皮单位，其外围压缩胶原与周围正常间质产生裂隙。囊肿破裂，角质外漏可引起间质内炎症和纤维化。

- 大结节型毛母细胞瘤（large nodular type TB）：肿瘤常发生于皮脂腺痣基础上，为毛

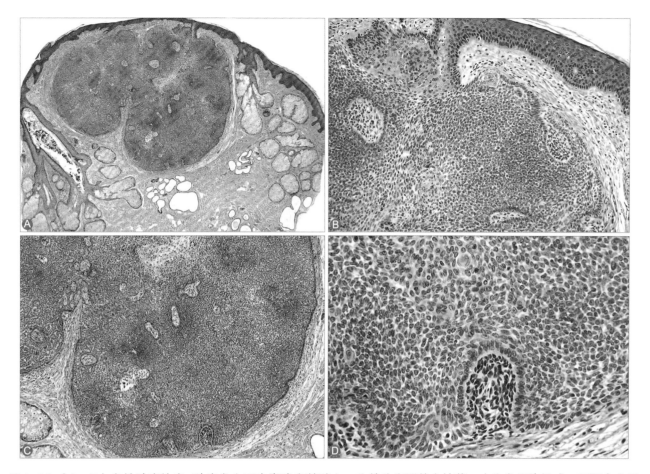

图4-14 （A～D）良性肿瘤轮廓+肿瘤发生于皮脂腺痣基础上，为彼此靠近的大结节，由生发细胞组成，周围有大量富含纤维的细胞基质=大结节型毛母细胞瘤

囊生发细胞聚集形成大结节，结节紧密邻近，细胞核圆深染，胞质少。由于黑素细胞伴生生发细胞（特别是肿瘤发生于皮脂腺痣时），结节可显著着色，但黑色素分布不均匀（图4-14A～D）。肿瘤结节可发生较大范围坏死，以致结节间贯穿，乍看似"囊性"基底细胞癌。

- 小结节型毛母细胞瘤（small nodular type TB）：生发细胞聚集成小结节，当毛母质细胞存在时可以向内、外根鞘和毛发分化。有时结节呈釉质样改变，即淋巴细胞分散于结节内呈星形网状结构，也即釉质样毛母细胞瘤（adamantinoid trichoblastoma），也称为

皮肤淋巴腺瘤（cutaneous lymphadenoma）。肿瘤基质丰富，含有多量纤维细胞（图4-15A～C）。

- 筛状毛母细胞瘤（传统的毛发上皮瘤）（cribriform type of TB，trichoepithelioma）：生发细胞与其间质共同形成筛状，有时与漏斗部相连。生发细胞和其连接的毛乳头由增生上皮伸出。通常可见向内、外根鞘和漏斗上皮分化。

生发细胞亦可排列成簇，类似葡萄串状，为串状毛母细胞瘤（图4-17A～C）。当生发上皮呈条索或柱状被胶原纤维间质包裹，则为结缔组织增生性毛发上皮瘤（图4-18A～C）。

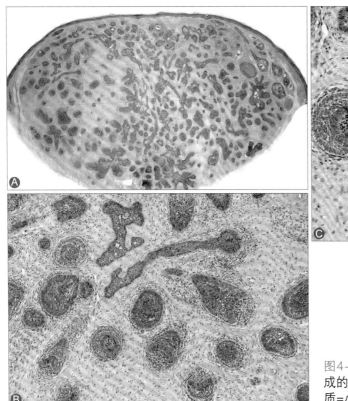

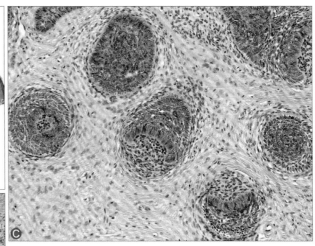

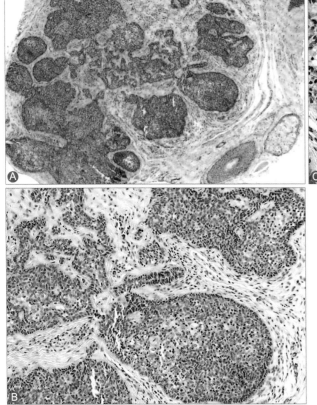

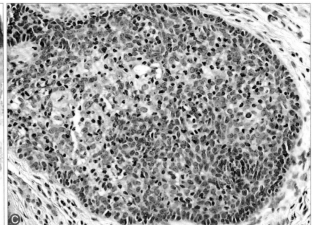

图4-15 （A～C）良性肿瘤轮廓+肿瘤为生发细胞组成的小结节，形状各异+周围有大量富含纤维细胞的间质=小结节型毛母细胞瘤

图4-16 （A～C）良性肿瘤轮廓+肿瘤由生发细胞构成团块，形状各异呈柱状、小叶状或难以准确描述，团块内淋巴细胞散布组成的图案类似于"星状网"+含有丰富纤维细胞基质=釉质样毛母细胞瘤/皮肤淋巴腺瘤

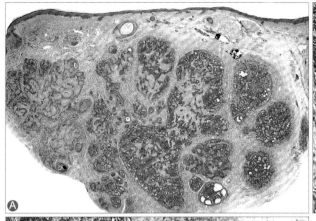

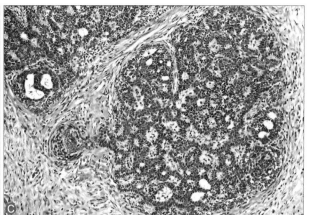

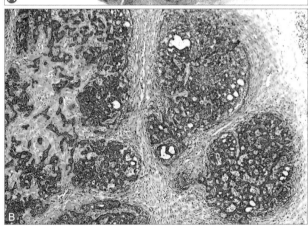

图4-17 （A～C）良性肿瘤轮廓+肿瘤由生发细胞聚集成分散团块，呈筛网状被纤维细胞性间质包裹=毛母细胞瘤，筛状（毛发上皮瘤） 注释：肿瘤团块不同部位显示不同形状，局部亦有串状等表现。

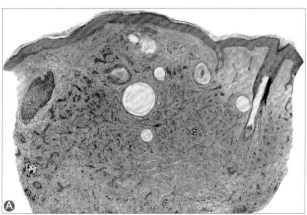

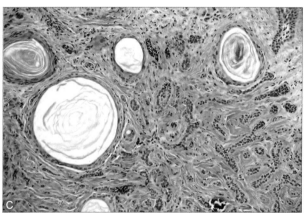

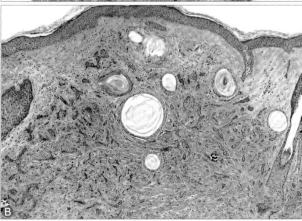

图4-18 （A～C）良性肿瘤轮廓+生发细胞呈条索状和柱状排列，周围环绕纤维性间质=毛母细胞瘤，柱状（结缔组织增生性毛发上皮瘤）

2. 基底细胞癌（basal cell carcinoma，BCC）

基底细胞癌又称基底细胞上皮瘤（basal cell epithelioma），是由类似于毛囊生发细胞的异常毛母细胞构成的恶性肿瘤，通常伴有局部组织侵袭破坏，但未见转移。基于临床病理学特征，将基底细胞癌分为五型，即浅表型（superficial）、结节型（nodular）、硬斑病样型（morphea-like）、纤维上皮瘤型（fibroepithelioma）和漏斗囊性型（infundibulocystic）。在一张组织切片中可以发现不止一种型别的组织病理学特征。

临床特点 基底细胞癌根据临床表现及特点分型如下。

- 结节型 BCC（nodular BCC）：表现为肤色或淡红色坚实的丘疹及结节，表面光泽呈珍珠样，直径可达 2 cm 或以上，皮损表面及周围有毛细血管扩张。
- 溃疡型 BCC（ulcerative BCC）：为结节型基础上出现的上覆痂皮的溃疡，溃疡基底呈颗粒状或肉芽状，易出血。溃疡边缘卷起，绕以珍珠样外观的小结节，伴有毛细血管扩张。
- 硬斑病样型 BCC（morphea-like BCC）：表现为界线不清的硬斑或浅表瘢痕，纤维基质增生硬化，条索状肿瘤细胞可以侵及周围及深部组织。
- 色素型 BCC（pigmented BCC）：为坚实的褐色至黑色斑块，中央有萎缩凹陷。色素呈片状或均匀分布，临床极易和恶性黑色素瘤混淆。
- 浅表型 BCC（superficial BCC）：表现为非暴露部位单发或多个淡红色斑片，边界清楚，稍有浸润感。皮损缓慢生长，渐渐扩大，有线状或堤状珍珠样隆起边缘，伴毛细血管扩张。
- 巨大 BCC（giant BCC）：直径多大于 10 cm，好发于躯干部位，恶性度较高。

- 线状 BCC（linear BCC）：好发于颈部及眼睑等处。
- 息肉状 BCC（polypoid BCC）：好发于老年人群头皮及耳部等处。
- 纤维上皮瘤型 BCC（fibroepitheliomatous BCC）：通常发生于躯干，尤其是背部，呈肤色至粉红色丘疹，表面光滑。
- 漏斗囊性型 BCC（infundibulocystic BCC，IBCC）：单发时表现为面部的细小肤色丘疹，多发于老年人。
- 痣样基底细胞癌综合征（neviod BCC syndrome）：典型表现为面颈部、躯干等大量的基底细胞癌皮损，以结节型多见，同时伴有掌跖点状凹陷、颌骨牙源性囊肿、大脑镰状板层样异位钙化以及骨骼异常。

组织病理学特点 扫视下肿瘤呈恶性轮廓，分布不对称，为边界清楚、形状不规则的团块。部分瘤体呈浸润性生长，则边界不清。肿瘤位于真皮内，可以和表皮相连。如临床有溃疡形成，则表皮破溃或缺失。肿瘤周边细胞呈栅栏状排列，其周围间质疏松，富含黏液。肿瘤实体因制片过程中黏蛋白收缩和周围间质分离形成裂隙（retraction artifact）。

瘤体由大量的基底样细胞组成，细胞核较大，卵圆形或长梭形，形状、大小及染色较一致。肿瘤细胞界线不清，没有细胞间桥，核分裂象及凋亡常见。肿瘤边缘细胞呈柱状栅栏样排列。瘤体周围结缔组织增生，增生的胶原纤维包绕肿瘤，同时伴有淋巴细胞浸润。部分肿瘤瘤体内可有黑素细胞及黑色素颗粒。偶见肿瘤向毛囊成分分化。

- 结节型 BCC：生发细胞形成条索、柱状或结节，位于整个真皮，偶达皮下组织。结节大小不等，边缘清楚，多数结节构成大的肿瘤团块。单个或大片细胞坏死常见（图 4-19A~E）。
- 浅表型 BCC：肿瘤小叶限于真皮乳头层，和表皮相连，生发细胞呈芽蕾状生长伸入真

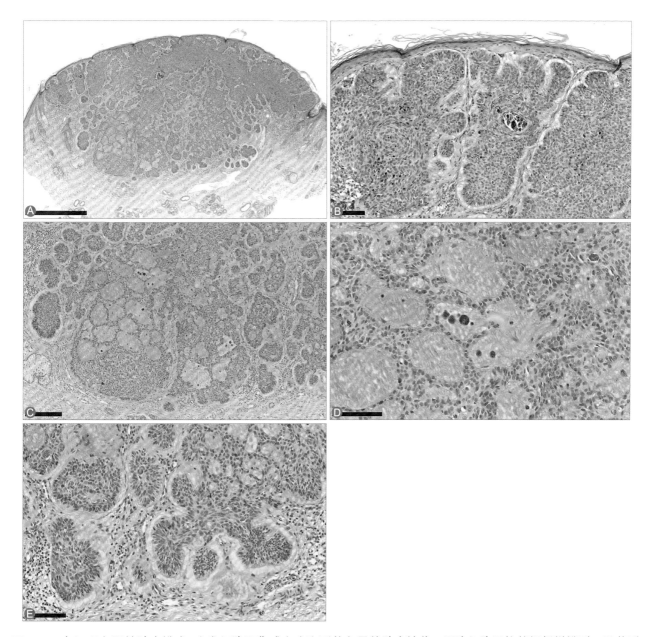

图4-19 （A~E）恶性肿瘤模式+生发细胞聚集成大小和形状各异的肿瘤结节，周边细胞呈柱状栅栏样排列，显著裂隙+边缘黏液样基质=基底细胞癌，结节型　注释：部分肿瘤结节呈腺样囊性，瘤细胞吻合呈条索状围绕中央岛屿状基质，内含大量黏液。基底细胞癌间质为特征性的炎性黏液样，其中可有多少不等的黏液、淋巴细胞、大量成纤维细胞、胶原等成分。

皮，可见明显裂隙，小叶周围为水肿及黏液样间质（图 4-20A~C）。

- 实体性 BCC：表现为大小形状不一的团块，瘤体内常含有多少不等的黑色素颗粒，边缘细胞呈栅栏状，中央可见大片坏死，形成囊腔（图 4-21A）。

- 色素型 BCC：病理特征与结节型类似，只是在基底样细胞内有黑色素颗粒，间质内有大量噬黑素细胞（图 4-20C）。

- 囊性 BCC（cystic BCC）：在基底样细胞团块内有大的囊腔形成（图 4-21A, D）。

- Pinkus 纤维上皮瘤型 BCC：上皮细胞条索或柱互相吻合呈窗孔样改变，沿细胞条索及分枝处可见生发细胞芽蕾状增生（基底样出

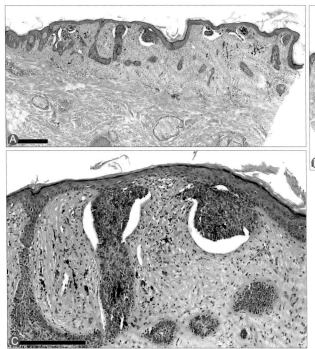

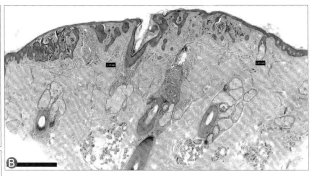

图4-20 （A~C）恶性肿瘤模式+生发细胞聚集成大小和形状不同的半月形毛胚芽样结构，与表面表皮连续，伴有显著裂隙=基底细胞癌，浅表型 注释：图B中绿色轮廓显示含有丰富黏液的纤维细胞性基质，图C中箭头显示裂隙。

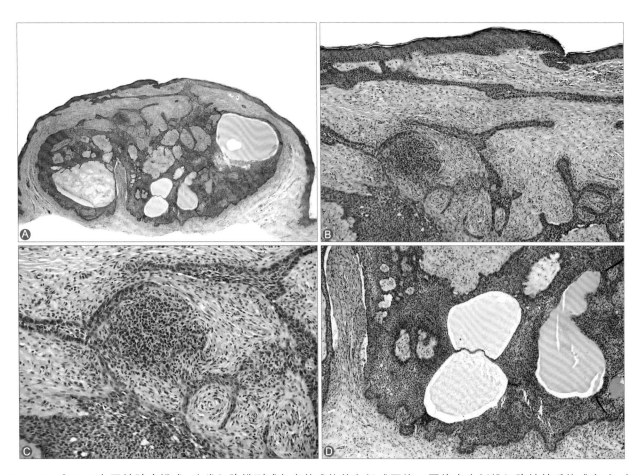

图4-21 （A~D）恶性肿瘤模式+生发细胞排列成条索状或柱状交织成网格，网格中央纤维细胞性基质构成窗孔+部分上皮条索有胚芽状突起=基底细胞癌，纤维上皮瘤型 注释：通常在一张组织切片中可以发现多型BCC的组织病理学特点，该病例见肿瘤下部囊性BCC特点。

芽），部分芽蕾可见连接的毛乳头。肿瘤和表皮相连，肿瘤间质多，富含黏液，周边可有收缩裂隙（图4-21B，C、图4-22A~C）。

- 腺样型BCC（adenoid BCC）：肿瘤细胞排列成腺样或导管样结构，瘤细胞吻合呈条索状围绕中央岛屿状基质，内含大量黏液（图4-19C，D）。

- 漏斗囊性型BCC：肿瘤出现毛囊成分分化。肿瘤结节小而表浅，界线清楚，多数限局于真皮上三分之一。粉红染细胞形成条索和柱状相互连接，条索远端形成毛胚芽样结构。条索连接于先前存在的漏斗部表皮，形成网状。发育完全的皮损可见角化囊性结构，囊

肿内衬漏斗上皮（图4-23A~C）。

- 透明细胞BCC（clear cell BCC）：瘤体内全部或部分为透明细胞，内含糖原，细胞核被挤压到细胞一侧，呈印戒样（图4-24A，B）。

- 硬斑病样型BCC：可见生发细胞柱或条索嵌于致密增殖的胶原间质内。肿瘤可贯穿整个网状层真皮到达皮下脂肪。裂隙散在分布（图4-25）。

- 多形性BCC（pleomorphic BCC）：在肿瘤组织内有细胞多形性，可见单核或多核肿瘤巨细胞，分裂象常见（图4-26A，B）。

病理上还可见其他特征以及前述型别混合型（图4-27~4-29）。

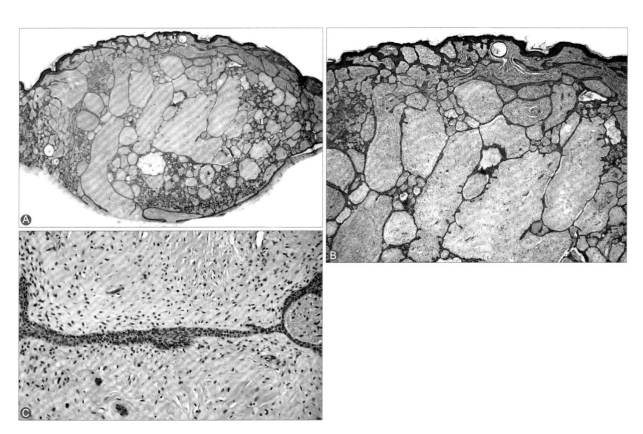

图4-22 （A~C）恶性肿瘤模式+生发细胞排列成条索状和柱状交织成网格，与网格中央纤维细胞性基质构成窗样结构+部分上皮条索有胚芽状突起=基底细胞癌，纤维上皮瘤型

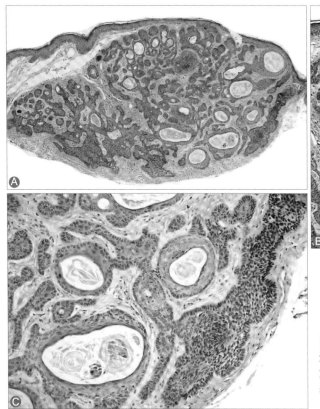

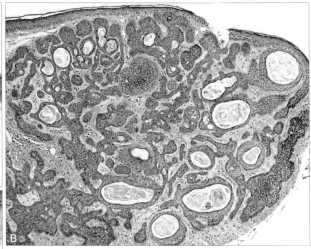

图4-23 （A~C）恶性肿瘤模式+柱状排列生发细胞连接有膨大的漏斗，呈网状排列，柱的远端有胚芽样结构分布于病灶周围+小的漏斗囊状结构散布瘤体内=基底细胞癌，漏斗囊性

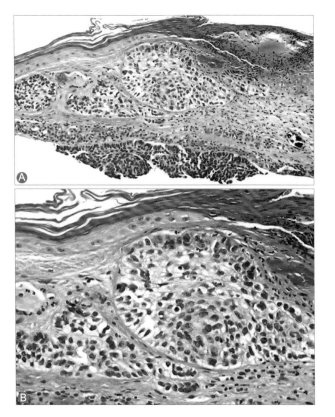

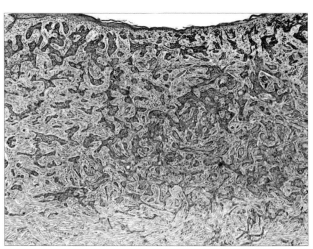

图4-25 恶性肿瘤模式+生发细胞聚集成大小和形状各异的细胞柱或条索，嵌于致密增殖的胶原基质内+肿瘤可贯穿整个网状层真皮到达皮下脂肪层=基底细胞癌，硬斑病样型，伴侵袭性生长

图4-24 （A，B）恶性肿瘤模式+生发细胞聚集成大小和形状各异的肿瘤结节+肿瘤细胞透明状=基底细胞癌，透明细胞性

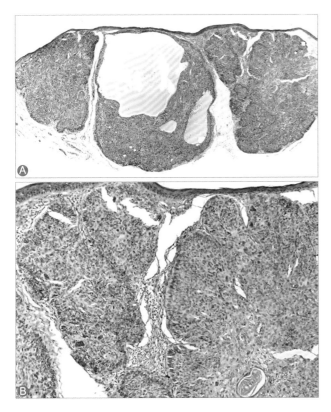

图4-26 （A，B）恶性肿瘤模式+生发细胞聚集成大小和形状各异的肿瘤结节 + 瘤体中心细胞核大，多形性显著，可见双核和多核肿瘤细胞，局部形成角囊肿=基底细胞癌，鲍温样型

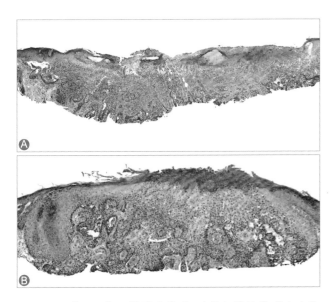

图4-27 （A，B）恶性肿瘤模式+生发细胞聚集成大小和形状各异的肿瘤结节+肿瘤表面溃疡形成，溃疡下方基底细胞癌肿瘤成分可见鳞珠和鳞状旋涡=基底细胞癌，结节溃疡型 注释：当基底细胞癌表面创伤或溃疡形成，其下方肿瘤组织可以发生鳞化，但切片两侧远离溃疡部位仍可找到原发基底细胞癌的典型病理改变。

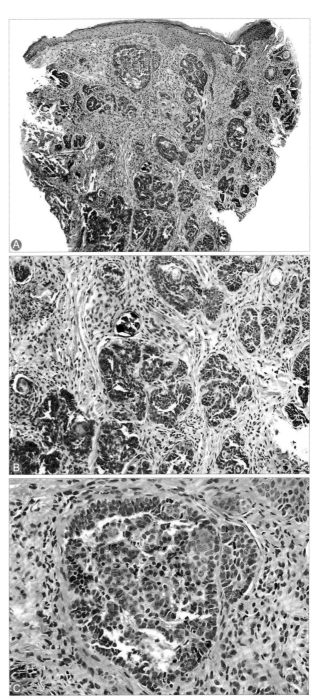

图4-28 （A～C）恶性肿瘤模式+生发细胞聚集成大小和形状各异的肿瘤结节=基底细胞癌，结节型

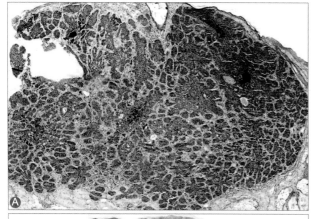

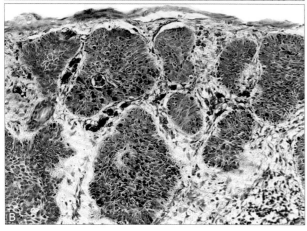

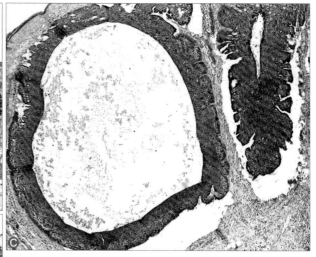

图4-29 （A～C）恶性肿瘤模式+小结节型+色素型+囊性基底细胞癌

（二）向毛母质细胞分化

肿瘤向毛母质细胞分化迹象：

➤ 细胞核大密集、圆形一致、蓝染，胞质稀少；

➤ 出现一个或多个显著核仁和多量的染色质小点，有丝分裂象常见；

➤ 可见单个坏死细胞；

➤ 黑素细胞伴有显著树突（图4-30）。

1. 毛母质瘤和母质瘤（pilomatricoma and matricoma）

毛母质瘤和母质瘤是主要由毛母质细胞和母质上细胞增殖构成的良性肿瘤。毛母质细胞增殖到达毛囊漏斗底部，向上和毛囊漏斗融合，逐渐扩张成

囊性结构。然后毛母质细胞继续增殖，并向毛发方向分化出影细胞。母质瘤为毛母质细胞形成的实性团块，与毛母质瘤的成熟方式相同。

临床特点 毛母质瘤又称钙化上皮瘤（calcifying epithelioma），肿瘤好发于面颈部及上肢，也可发生于头皮、躯干及下肢等处。皮损初为圆顶丘疹或结节，容易误诊为囊肿。随肿瘤进展，变成坚实深在的结节，可为分叶状，有时呈囊性或伴水疱、大疱。肿瘤可与皮肤粘连，但基底可推动，极少破溃。患者无自觉症状。少数病例有家族史。

组织病理学特点 扫视下肿瘤为良性轮廓，肿瘤位于真皮深部或深达皮下组织，为边界清楚、外有纤维包膜的团块。发病初期，毛母质瘤为边界清楚的囊性结构，囊壁覆以漏斗上皮和毛母质细胞上皮。母质瘤起始即为毛母质细胞形成的实性结节（图4-31A～C）。在随后几个月中，毛母质瘤逐

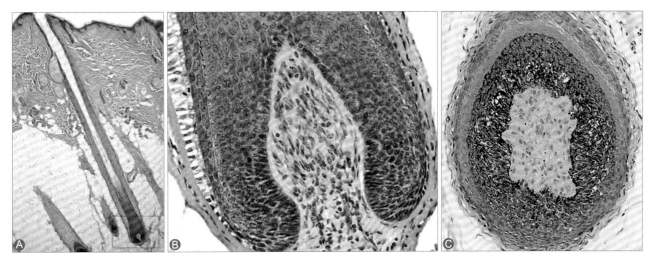

图4-30 （A~C）毛球，主要由毛母质细胞构成

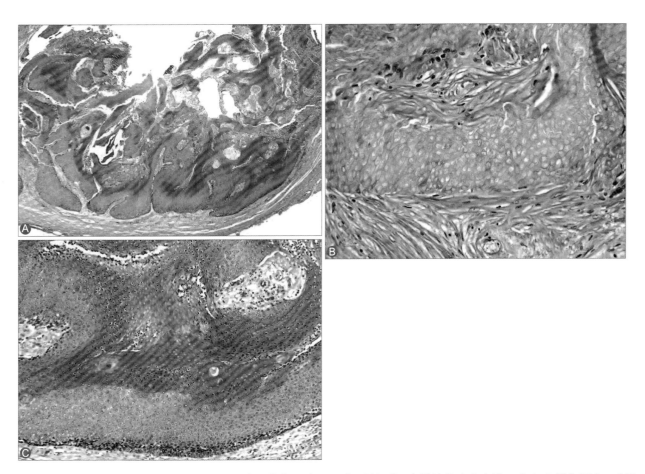

图4-31 （A~C）良性增殖模式+毛母质细胞团块位于瘤团周边+影细胞+囊样结构中心充满三文鱼肉样角蛋白=毛母质瘤

渐失去囊性结构，转变为大量的毛母质细胞和角质细胞团块，后者仅余细胞核模糊轮廓而为影细胞，容易发生钙化。毛母质细胞位于肿瘤团块一侧或周边，核大，嗜碱性，深染，胞质少，排列密集，但不呈栅栏样（图4-32A~C）。影细胞边界不清，胞核消失，不着色，仅余轮廓。肿瘤内还可见到介于上述两型细胞间的嗜酸性的过渡细胞。大多数毛囊样结构中心充满角蛋白碎屑，但不形成毛纤维。部分影细胞中可出现钙化。间质内偶见骨化、黑色素沉积和异物巨细胞炎症反应。

2. 母质癌（matrical carcinoma）

该肿瘤是毛母质瘤和母质瘤的恶性型，两者在组织病理学上有许多共同特征，其中最重要的是影细胞的存在。多数情况下，母质癌中的肿瘤细胞

（恶性毛母质细胞）不易辨认。当肿瘤存在影细胞时，对作出特异性诊断有极大帮助。

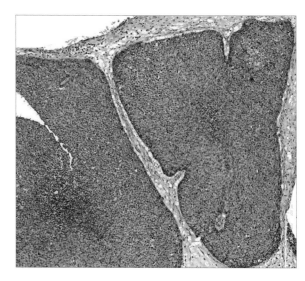

图4-33　良性增殖模式+真皮内边缘光滑的实性肿瘤由毛母质细胞构成瘤团=母质瘤

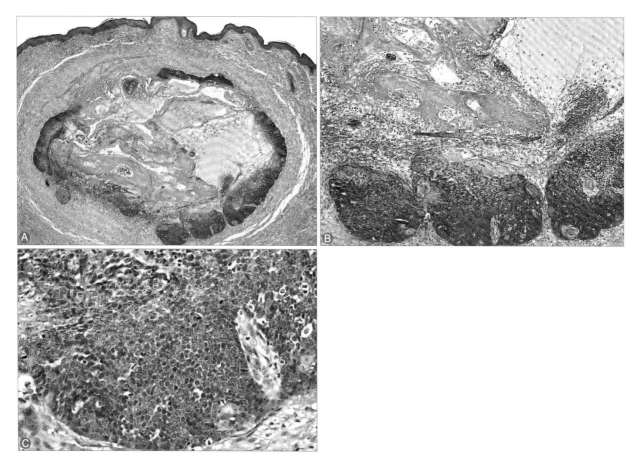

图4-32　（A~C）良性增殖模式+真皮内囊实性肿瘤结构，毛母质细胞实性团块位于瘤团周边，随后过渡为影细胞+囊样结构中心充满角蛋白=毛母质瘤　注释：如图4-33所示，大量的毛母质细胞构成实性肿瘤团块，则为母质瘤。

临床特点　为好发于中年人群躯干和四肢的丘疹、结节，面部或眼睑有时也受累。

组织病理学特点　扫视下肿瘤呈恶性轮廓，肿瘤由非典型上皮细胞增殖形成大的团块，团块不对称，大小和形状各异，轮廓参差不齐并可融合。肿瘤呈浸润性生长，生长较快，通常与表皮或漏斗上皮相连，累及真皮层大部或全部，并可以深入皮下脂肪。

肿瘤团块主要由巢状分布的异型性毛母质细胞构成，细胞核大、深染，核仁显著，染色质浓集（图4-34A，B）。非典型核分裂象多见。瘤体内角质细胞也即影细胞仅次于异型性上皮细胞存在，表现为大的多角形透明细胞，细胞中央有核的轮廓残留（图4-34C～E）。影细胞也是诊断该恶性肿瘤的线

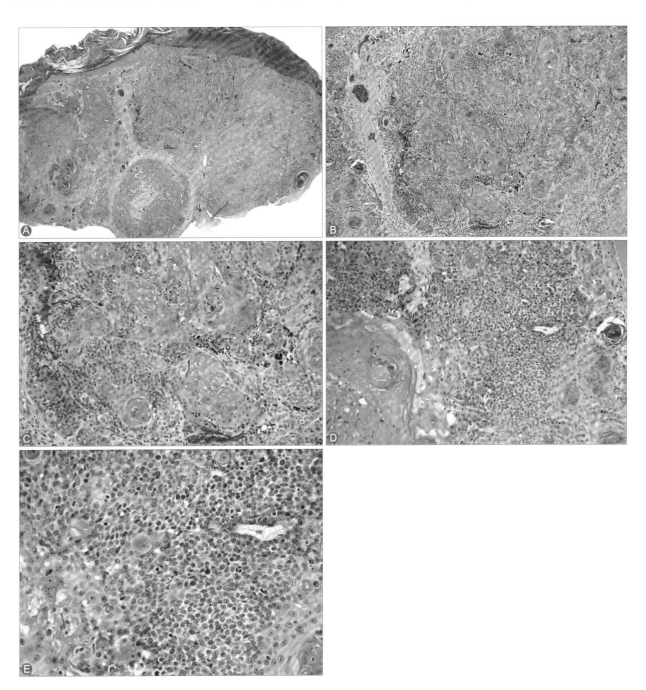

图4-34 （A～E）恶性增殖轮廓+异型性母质细胞增殖+影细胞存在=母质癌　注释：母质癌中毛母质细胞向毛发分化失败，形成大量影细胞，但有时出现角质细胞的聚集，外观呈锯齿状橙黄色折光物质

索。瘤体内偶见折光性红染毛透明颗粒和蓝灰色角质细胞，提示向内根鞘分化。黑素细胞存在于异型上皮细胞之间，色素颗粒致瘤体呈棕色。肿瘤内可见点状或大片状坏死。如肿瘤破裂，影细胞进入间质，则引起异物肉芽肿性炎症。间质内见淋巴浆细胞浸润。

组织病理学鉴别诊断

- 毛母质瘤：与母细胞癌不同，它在早期类似于一个囊肿，囊肿盖由漏斗上皮形成，马蹄形基底由毛母质细胞组成。增殖的毛母质细胞很容易辨认，因为它们与正常毛球毛母质细胞相同，细胞无异型性。而母质癌的细胞病理学特征无法辨识。

五、全毛囊分化（all the follicle differentiation）肿瘤 —— 全毛囊瘤（panfolliculoma）

肿瘤向全毛囊分化迹象：
➢ 可见毛囊的各个部位分化；
➢ 有毛囊生发细胞和毛母质细胞分化的特征（图4-35）。

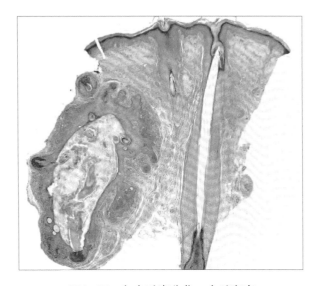

图4-35 向全毛囊分化，全毛囊瘤

全毛囊瘤是由毛囊生发细胞和毛母质细胞共同分化而来的良性肿瘤，后者显示向成熟毛囊分化，尤其向内根鞘方向分化。有时肿瘤可向毛囊所有部分包括毛囊周围结缔组织鞘分化。

临床特点 肿瘤好发于老年人群头面部，四肢、躯干较少受累。男性多见（6/13），临床表现为缓慢生长的囊性丘疹、结节或肿瘤。

组织病理学特点 扫视下肿瘤为良性轮廓，肿瘤由对称的囊实性或实性肿瘤团块构成，界线清楚。肿瘤可位于表皮下，也可贯穿整个网状层真皮甚至深达皮下脂肪。肿瘤主要由上皮成分构成，可以和原有的毛囊漏斗直接相连。基质较少，可见纤维组织增生伴有少量炎细胞浸润。

肿瘤细胞向毛囊各个部位分化，包括毛球、毛茎、峡部以及毛囊漏斗。肿瘤团块周围毛母质细胞向毛球、毛茎部外根鞘分化，胞质丰富淡染。肿瘤最外层可见毛囊生发上皮形成小芽蕾，连接发育不良的毛乳头。毛母质细胞成熟分化出内根鞘成分，胞质内含有丰富的红染毛透明颗粒，它们最终发展为蓝灰色致密排列的角质细胞。部分肿瘤团块显示向毛发分化的特征，角化细胞呈橙黄色折光性，另一些则表现为影细胞。有时肿瘤团块中央可见角囊肿。根据肿瘤的部位及结构模式，组织病理学表现可分为浅表型、结节型和囊型。

- 浅表型（superficial type）：肿瘤团块位于表皮内或从表皮伸入乳头层真皮，可见向毛囊所有部位的分化。漏斗分化可见肿瘤表面扩张内陷成囊腔，由含颗粒层的上皮细胞覆盖，角质层呈网篮状。有些部位可见毛母质细胞和影细胞，向毛发分化。嗜酸性毛透明颗粒和蓝灰色角质细胞显示向内根鞘分化。也可见胞质苍白淡染的外根鞘分化区域。病灶基底部见生发细胞区域，周围呈栅栏样排列，见毛乳头结构（图4-36A~F）。
- 结节型（nodular type）：见真皮内上皮细胞聚集成实性肿瘤团块，内有深染的生发细胞、嗜伊红淡染的峡部细胞、毛透明颗粒和

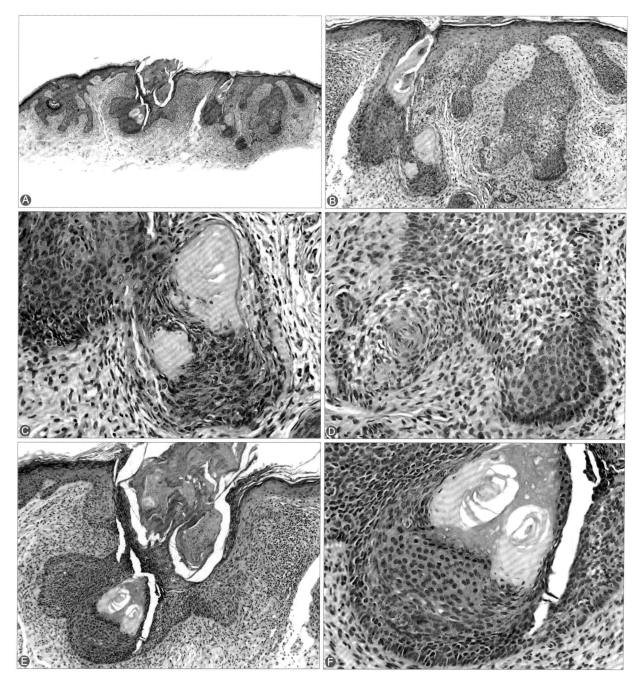

图4-36 （A~F）良性增殖轮廓+乳头层真皮内囊实性结构模式，上皮细胞肿瘤团块由表皮伸出+生发细胞和毛母质细胞向漏斗部、峡部、毛茎、毛球、毛发、毛乳头等分化=全毛囊瘤，浅表型

蓝灰色角质细胞的内根鞘分化以及透明细胞的外根鞘分化。毛母质细胞和影细胞显示毛发分化。可见上皮细胞排列的囊性结构，有颗粒层和网篮状角质，提示向漏斗分化。毛乳头发育不良。间质较少（图4-37A~F）。

- 囊型 (cystic type)：显示囊肿结构内或从囊壁发出上皮细胞肿瘤团块，其中包括生发细胞、毛母质细胞，有毛透明颗粒细胞和不同的角质细胞，也可见发育不良的毛胚芽和毛乳头结构（图4-38A~E）。

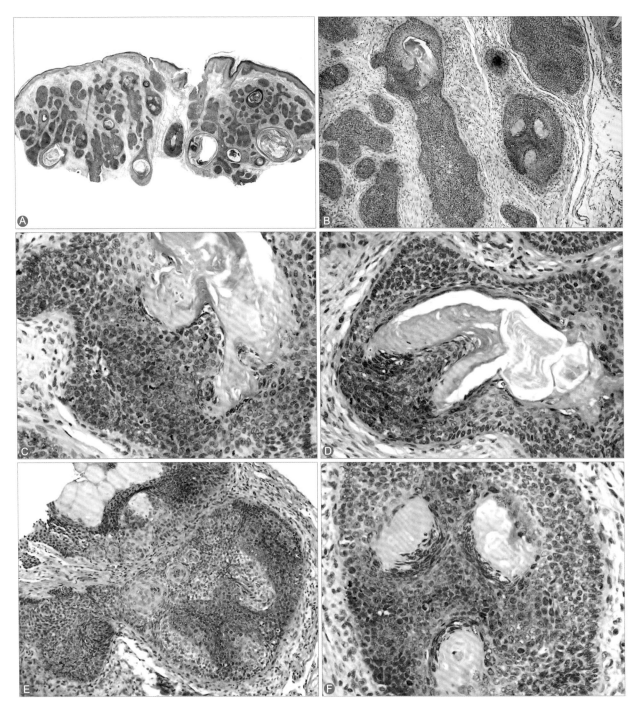

图4-37 （A～F）良性增殖轮廓+真皮全层实性结构模式，上皮细胞肿瘤结节由生发细胞和毛母质细胞构成+向漏斗部、峡部、毛茎、毛球、毛发、毛乳头等分化=全毛囊瘤，结节型

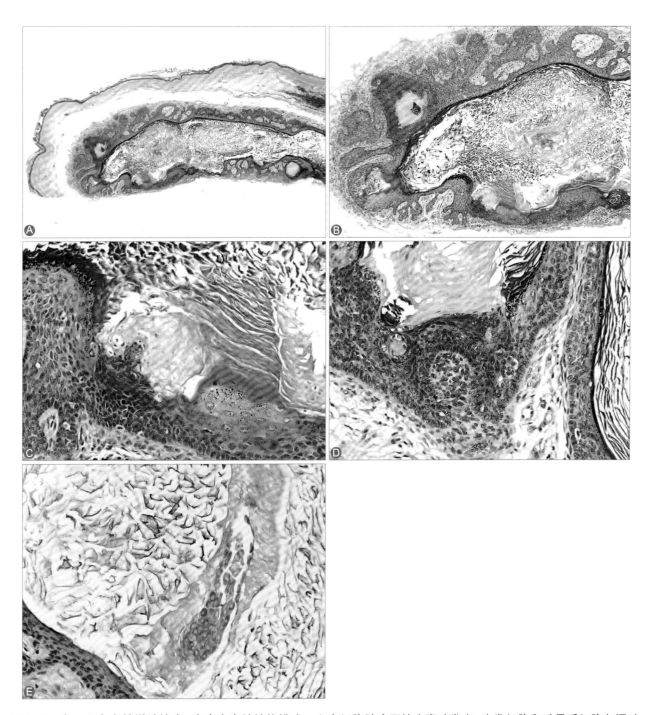

图4-38 （A~E）良性增殖轮廓+真皮内囊肿结构模式，上皮细胞肿瘤团块由囊壁发出+生发细胞和毛母质细胞向漏斗部、峡部、毛茎、毛球、毛发、毛乳头分化=全毛囊瘤，囊型

第 5 章

毛囊错构瘤和增生

一、毛囊错构瘤（harmatoma）

错构瘤是特定器官固有组织的排列异常，其组织结构在第一眼看来是正常的，或仅有轻微异常，但可通过显微镜来识别。典型皮肤错构瘤为皮脂腺痣，如毛囊瘤、纤维毛囊瘤/毛盘瘤、面部纤维性丘疹、脂囊瘤、外泌汗腺和顶泌汗腺痣等均属于错构瘤。由于错构瘤是胚胎发育过程中的错误所致，因此该术语不适用于组织结构成熟以后开始的细胞增殖。例如，深部型先天性痣细胞痣是错构瘤，而获得性痣细胞痣如 Spitz 痣和 Reed 痣则是良性肿瘤。本章讨论的错构瘤包括毛囊瘤、毛囊痣、纤维性丘疹、毛囊皮脂腺错构瘤（folliculo-sebacous hamartoma）、毛发腺瘤（trichoadenoma）、纤维毛囊瘤和毛盘瘤等。

1. 毛囊瘤（trichofolliculoma）

毛囊瘤是由一个扩大的毛囊或者毛囊大部组成的错构瘤，并被结缔组织鞘包绕。瘤体中央是一个扩张的漏斗样原发性毛囊，囊壁周围次级毛囊呈放射状排列。毛囊瘤当部分取材斜切时，切面部分表现为"毛囊痣"（hair follicle nevus），通常发生在毛囊瘤末端周围。

临床特点　该病好发于青年人，男性比女性稍多。皮疹好发于面部，特别是鼻部和鼻周，表现为单个孤立皮色丘疹，在其中央开口处穿出多根长而柔软的毳毛。

组织病理学特点　扫视下肿瘤呈良性轮廓，皮损对称、边界清晰，通常垂直于皮肤表面。有时瘤体贯穿整个真皮甚至延伸至皮下脂肪层。皮损顶部有一个边界清晰的扩张开口，代表着一个或数个相邻的扩张毛囊漏斗开口。开口下方病变中央为与表皮连接的扩大扭曲的原发性毛囊，内部充满角质和毛发碎片（图 5-1A）。由囊壁伸出多数扭曲的毳毛毛囊，它们分叉、卷曲、缠绕，即次级毛囊。构成错构瘤的毛囊没有峡部和立毛肌附着。次级毛囊周围包围以纤维鞘，大量的纤维毛囊单位构成整个瘤体（图 5-1B，C）。

分化良好的次级毛囊多数毛球可产生细毳毛，部分毛囊漏斗腔内含有大量角质，部分次级毛囊毛母质细胞不能形成毛发则产生橙黄色影细胞。纤维毛囊单位周围可见与正常基质间有显著裂隙（图 5-2）。

组织病理学鉴别诊断　主要与纤维毛囊瘤相鉴别，其表现为毛囊上皮条索相互交织成网状，不伴有扭曲的放射状次级毛囊。纤维化间质含有多少不等的嗜碱性黏液，大量胶原纤维丝彼此平行垂直于上皮条索。

2. 毛囊痣（hair follicle nevus，HFN）

毛囊痣又称先天性毳毛错构瘤（congenital vellus hamartoma），以真皮内毳毛毛囊增生为特征。

临床特点　该病罕见，通常生时即有，为好发于面部、耳前区和耳部的单发或多发圆顶小结节。

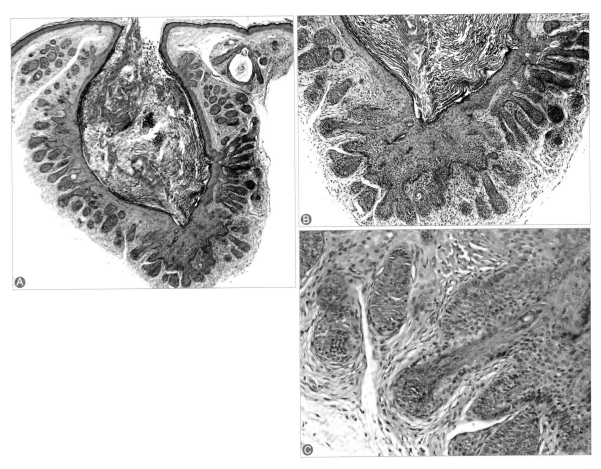

图5-1 （A~C）良性增生结构模式＋显著扩张的中央漏斗样毛囊＋放射状卷曲分叉的次级毛囊＋显著纤维细胞基质＝毛囊瘤

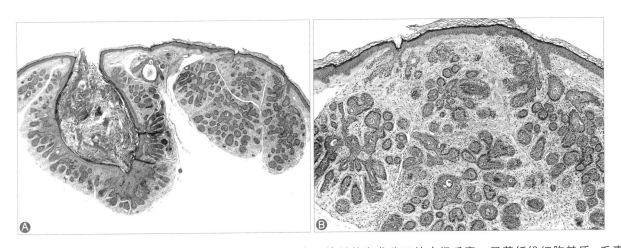

图5-2 （A，B）良性增生结构模式＋扩张的漏斗部毛囊＋放射状卷曲分叉的次级毛囊＋显著纤维细胞基质＝毛囊瘤 注释：该图为图5-1的全部表现。断章取义地看，在图片右侧有簇状未成熟的毳毛毛囊，可以诊断为"毛囊痣"，但实际上是漏斗状毛囊辐射出的次级毛囊远端横截面。

偶见沿 Blaschko 线状排列的多发性毛囊痣病例。皮损表面有细毛均匀突出皮面。

　　组织病理学特点　特征为真皮内限局性分布的毳毛毛囊增生，多数毛囊处于同一分化阶段，部分毛囊伴有小的皮脂腺。毛囊周围有纤维鞘包裹（图 5-3、图 5-4 ）。

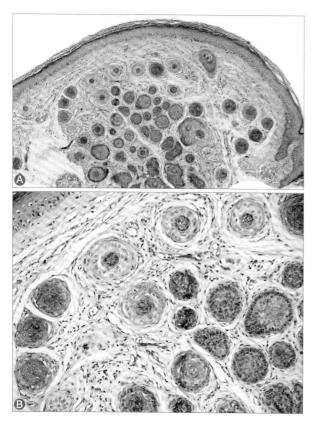

图5-3 （A，B）良性增生结构模式 + 真皮内显著毳毛毛囊限局增生 + 毛囊周围纤维细胞性基质=毛囊痣

图5-4 （A~C）良性增生结构模式 + 真皮内显著毳毛毛囊限局增生 + 毛囊周围纤维细胞性基质 + 部分毛囊伴有小的皮脂腺=毛囊痣

3. 纤维性丘疹（fibrous papule）

　　纤维性丘疹是由终毛毛囊和毛囊周围纤维鞘构成的错构瘤，位于血管纤维性基质内，其真 - 表皮交界处黑素细胞数量常增加。结节性硬化症患者面部的多发皮脂腺瘤与纤维性丘疹病理改变相同。

　　临床特点　皮损好发于鼻下部，偶见于面部其他位置，常为多发性。临床为稍高起皮面的圆顶丘疹，皮色或淡红色，质坚实，直径多 <5 mm。该病成人多见，女性发病率稍高。如面部皮损多达数百，应考虑结节性硬化症。

　　组织病理学特点　肿瘤主要由两种成分构成，包括一个或多个扭曲的终毛毛囊及其周围增宽的结缔组织鞘，两者构成纤维毛囊单位，位于血管纤维性基质内（图 5-5A、图 5-6A ）。毛囊结构通常仅含有毛胚和退化的毛乳头，形状怪异，排列散乱。毛囊周围有增宽的旋涡状结缔组织鞘，横切面可见胶原纤维同心圆排列呈洋葱皮样（图 5-5B、图 5-6B）。肿瘤基质成纤维细胞数量增多，胞质丰富。部分细胞呈星状、花瓣状，双核或多核。纤维毛囊单位和瘤体基质间有显著裂隙。真皮浅层毛细血管扩张。削切的浅表标本仅真皮浅层有显著的血管纤维性基质，毛囊缺如（图 5-7）。真 – 表皮交界处的黑素细胞常增加。

组织病理学鉴别诊断

- 毛囊瘤：扩大扭曲的漏斗状原发性毛囊内充满角质和毛发碎片，同时囊壁伸出多数卷曲分叉的次级毛囊，共同构成瘤体。
- 毛囊皮脂腺囊性错构瘤：两者的病理表现在削切的浅表标本中大致相同，但其余囊性错构瘤部分与纤维性丘疹容易鉴别。

- 原位黑素瘤（melanoma in situ）：面部削切标本可见真表皮交界处黑素细胞数量增加，彼此距离不等，经常表现出核多形性，其下方真皮有大量的日光弹力纤维变性。

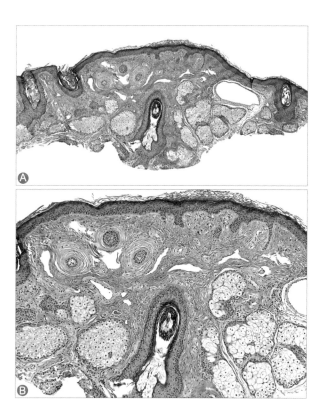

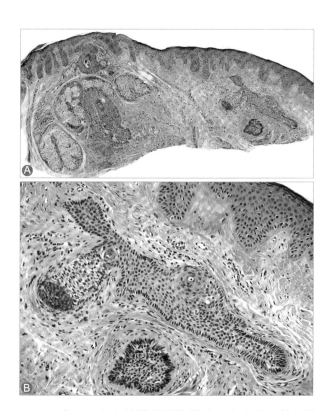

图5-5　（A，B）良性增生结构模式 + 丰富的血管纤维性间质 + 异常排列毛囊结构=纤维性丘疹　注释：图片左侧皮损毛囊皮脂腺结构与毛囊皮脂腺囊性错构瘤相似。

图5-6　（A，B）良性增生结构模式 + 丰富的血管纤维性间质 + 异常排列毛囊结构=纤维性丘疹　注释：图片下部毛囊皮脂腺结构与毛囊皮脂腺囊性错构瘤相似。

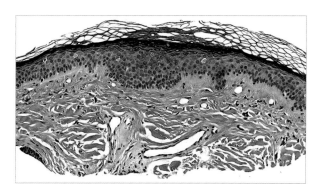

图5-7　良性增生结构模式 + 血管纤维性基质排列不规则 + 纤维细胞增生，可见多个核、星状和不规则形状=纤维性丘疹

4. 毛囊皮脂腺囊性错构瘤（folliculo-sebacous cystic hamartoma，FSCH）

毛囊皮脂腺囊性错构瘤少见，由覆盖漏斗部上皮的囊腔、显著的皮脂腺和高度纤维化或黏液样基质三种成分构成。

临床特点 该病在男性多见，为好发于面部，尤其鼻部的丘疹或结节，多无自觉症状。皮损呈肤色或淡红色，有时表面有蜡样光泽，直径多<3 cm。单发皮损多为圆形丘疹或结节，为普通型 FSCH。多发皮损见于面部中线以外，常簇集分布，呈脑回状或圆顶状，形成较大结节，称巨大型 FSCH，中央有火山口样凹陷。

组织病理学特点 扫视下为表面光滑、圆顶对称的丘疹。丘疹中央有大的不规则囊腔，衬以漏斗部上皮（图 5-8A）。囊壁周围附着大量放射状分布的毛囊皮脂腺单位，这些毛囊具有皮脂腺导管及小叶。分化良好的皮脂腺小叶呈梨状，而部分小叶也可能只有几个皮脂腺细胞，有时伴有斗篷上皮结构（图 5-8B,C）。皮损削切取材的浅表病理表现类似面部纤维性丘疹的病理改变。细胞病理学特征未见明显异常。

瘤体上方基质胶原束纤细，通常含有黏蛋白。囊腔内容物挤压囊壁，导致周围结缔组织被压缩。纤维化或黏液样基质内可见纤维细胞脂肪化生，单个或呈簇的脂肪细胞甚至类似正常皮下脂肪（图 5-8）。

组织病理学鉴别诊断

- **皮脂腺增生**（sebaceous gland hyperplasia）：主要由位于真皮上半部的皮脂腺小叶组成，通过皮脂腺导管与扩张的漏斗部相连，但不伴有间质增生。

- **脂囊瘤**（steatocystoma）：是一种发生于皮肤或皮下组织的错构瘤，囊壁为皮脂腺导管上皮并附着皮脂腺小叶开口于囊腔，与毛囊皮脂腺囊性错构瘤不同。

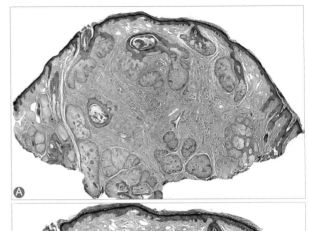
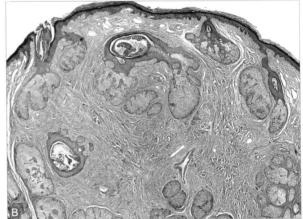
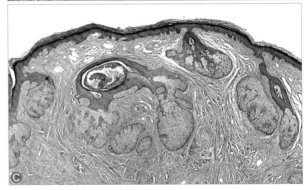

图5-8 （A~C）良性增生结构模式 + 中央扩张毛囊漏斗伴周围大量放射状排列的皮脂腺小叶 + 大量纤维细胞性基质=毛囊皮脂腺囊性错构瘤　注释：该病例如削切表浅取材，病理特征与纤维性丘疹相同。

5. 皮脂腺毛囊瘤（sebaceous trichofolliculoma）

皮脂腺毛囊瘤为罕见错构瘤，具有毛囊皮脂腺囊性错构瘤的特征，被认为是毛囊瘤的一个变形。

临床特点 类似毛囊瘤，男性多见，为鼻部好发的单个或多个中央有毛发穿出的痿管样结构。

组织病理学特点 肿瘤由开口于皮肤表面的火山口样囊腔构成，囊壁覆以漏斗部上皮，囊腔侧壁有瘘管通向中央管腔，内含毛发和角质碎片。瘘管连接囊壁伸出的毛囊皮脂腺小叶，可分化出终毛和毳毛毛囊（图5-9）。

伴有周围纤维性基质套增生。皮疹中央可见显著毛囊，呈囊性扩张，内含角质或毛发碎片。毛囊上皮细胞条索由毛囊伸出并互相吻合，伴有周围纤维性结缔组织增生，内含纤细胶原和黏蛋白（图5-10）。

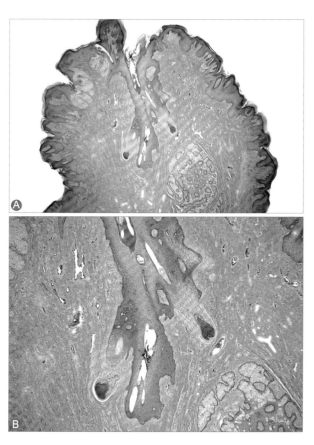

图5-9 （A，B）良性增生结构模式 + 中央火山口样漏斗改变 + 囊腔侧壁瘘管通向中央管腔，内含毛发和角质碎片 + 皮脂腺小叶=皮脂腺毛囊瘤

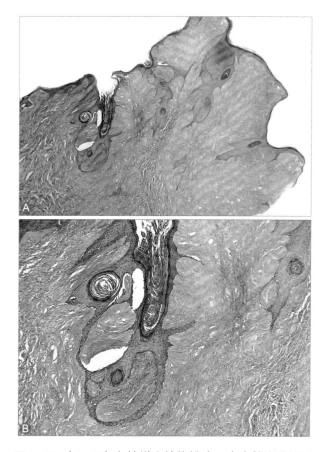

图5-10 （A，B）良性增生结构模式 + 中央扩张的漏斗样毛囊结构 + 囊侧壁有毛囊上皮条索伸出并互相吻合 + 纤维性基质套增生=纤维毛囊瘤

6. 纤维毛囊瘤（fibrofolliculoma）

纤维毛囊瘤是一种伴有毛囊周围纤维组织增生和毛囊上皮增殖的错构瘤。

临床特点 临床为好发于头面部的黄白色或白色圆顶丘疹，中央可有凹陷，伴有毛发或角质物突出。该病常多发，容易合并系统疾病或与多种情况并发为综合征。

组织病理学特点 肿瘤表现为中央扭曲的毛囊

7. 毛盘瘤（trichodiscoma）

毛盘瘤是毛盘中胚层成分来源的错构瘤，临床罕见。目前认为是纤维毛囊瘤在不同部位、不同切面以及不同疾病时期的表现形式。

临床特点 临床表现为多个散在扁平坚实丘疹，直径 2~3 mm。皮损好发于面颈部，成年人发病。患者通常有家族史，文献亦有家族性多发性病例报道，也可为 Birt-Hogg-Dubé 综合征皮肤改变。

组织病理学特点 扫视下肿瘤呈良性轮廓，两侧可见毛囊皮脂腺结构，表皮呈领圈状内卷，中央真皮内可见散在分布、无包膜的肿瘤组织（图5-11A）。瘤体为疏松结缔组织，可有黏液样少细胞基质区，也可见局灶性胶原沉积、血管增生或局灶性透明变性。部分病例可见梭形细胞成分，类似神经毛囊错构瘤改变（图5-11B，C）。Birt-Hogg-Dubé综合征皮肤软纤维瘤样皮损可见毛盘瘤或毛囊瘤的组织学改变。

8. 毛囊周围纤维瘤（perifollicular fibroma）

毛囊周围纤维瘤是病因未知的一种皮肤错构瘤，显示毛囊周围结缔组织鞘分化。

临床特点 该病罕见，临床表现也不特异，主要为面颈部坚实的小丘疹，皮色或粉红色。多发性毛囊周围纤维瘤可以为Birt-Hogg-Dubé综合征的皮肤表现。

组织病理学特点 相对正常的毛囊皮脂腺周围出现同心圆状纤维组织增生，与周围正常基质间存在裂隙（图5-12、图5-13）。

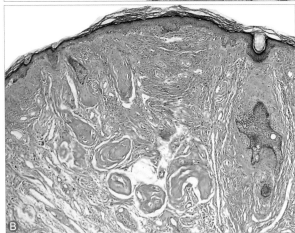

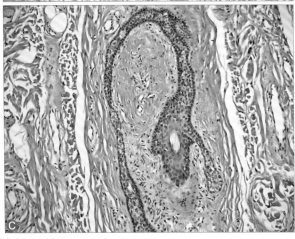

图5-11 （A~C）良性增生结构模式＋两侧毛囊皮脂腺结构，中央疏松的结缔组织成分=毛盘瘤

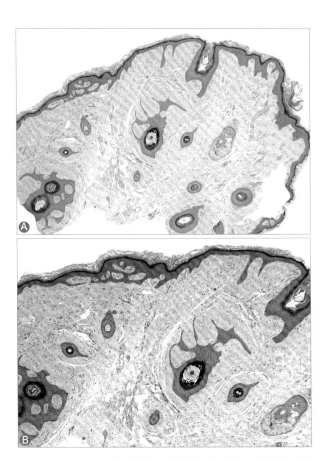

图5-12 （A，B）良性增生结构模式＋相对正常的毛囊周围结缔组织鞘增生=毛囊周围纤维瘤

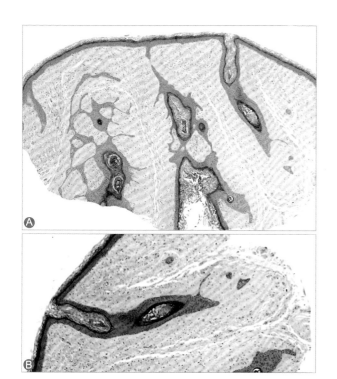

图5-13 （A，B）良性增生结构模式＋相对正常的毛囊周围结缔组织鞘增生＋与周围正常基质间有裂隙＝毛囊周围纤维瘤

二、毛囊增生

在经典病理学中，"增生"指当刺激停止后细胞的增生消退，例如寻常疣。遗憾的是，这个定义并不适用于当下，因为我们通过常规显微镜不能在组织切片中识别出引起增生的刺激因素；而在大多数情况下，刺激因素也未知。因此，建议术语"增生"（hyperplasia）定义为：正常细胞数目的增加，细胞排列相对正常。皮肤大多数假癌性增生来源于毛囊漏斗上皮和外泌汗腺导管上皮细胞增生。基于诊断需要，某些特定情况被称为肿瘤、增生或错构瘤。该书中，我们使用"增殖"（proliferation）一词作为所有这些疾病的总称。该部分列出几种临床常见的增生，包括毛囊诱导、毛鞘瘤、结缔组织增生性毛鞘瘤和倒置性毛囊角化病。

1. 毛囊诱导（follicular induction）

毛囊诱导见于某些疾病，比如皮肤纤维细胞

瘤，表皮被间充质诱导，表现为类似胚胎期外胚层发育出完全或部分成熟的毛囊和皮脂腺结构。该过程中，真皮浅层的间充质细胞对于表皮附属器上皮发挥了主要诱导作用。

临床特点　由于上皮改变非常轻微，有时临床不能发现异常。该表现可见于皮肤纤维瘤、局灶性黏蛋白沉积、神经纤维瘤和隆突性皮肤纤维肉瘤等。

组织病理学特点　扫视下可见与表皮相连的毛胚芽（hair germ）和毛乳头结构并存，与浅表性基底细胞癌的胚芽样增生难以区分。罕见皮肤纤维瘤病例也可出现类似结节型毛母细胞瘤样的毛囊诱导（图5-14）。有时毛囊诱导会发育出皮脂腺结构，其中可见附着的导管。部分病例发育出真正的毳毛毛囊，内有毛发细丝。

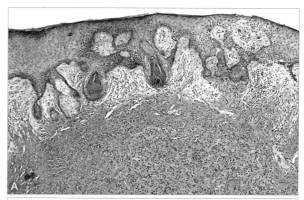

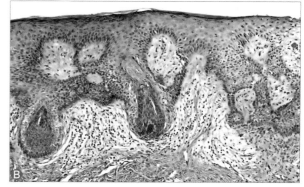

图5-14 （A，B）皮肤纤维瘤＋与表皮相连的毛胚芽及下方紧邻的簇状纤维细胞（图片右侧）＋与表皮基底相连的毛囊和连续的毛乳头＝毛囊诱导，皮肤纤维瘤　注释：胚胎第3个月时，表皮生发层灶性增生，向真皮内突出形成花蕾状，称毛胚芽。毛胚芽中的细胞分裂增生，斜向下生长成为实性的上皮细胞柱，末端膨大成为毛球。4~5个月时，毛球下方的间充质细胞突入毛球形成毛乳头。

生发细胞构成类似真正的毛胚芽，外围以栅栏状排列的柱状细胞。胚芽下方卵圆形饱满的纤维细胞簇状存在，形成毛乳头样结构。比例正常的微小毛囊含有所有毛囊部分，包括漏斗部、峡部、茎部、毛球和毛乳头（图5-14B、图5-15、图5-16）。部分毛囊侧面可见未来发育出皮脂腺和立毛肌附着的膨出。偶见毛胚芽与周围纤维细胞性间质之间存在裂隙。

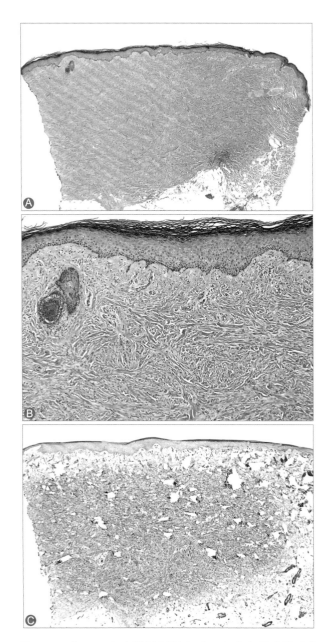

图5-15 （A~C）皮肤平滑肌肉瘤＋与表皮相连的毛囊和连续的毛乳头＋肿瘤细胞SMA阳性表达＝毛囊诱导，皮肤平滑肌肉瘤

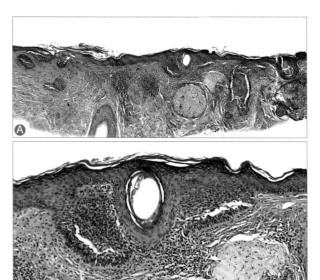

图5-16 （A，B）浅表型基底细胞癌＋与表皮相连的毛胚芽生发细胞增生＝类似毛囊诱导，基底细胞癌

2. 毛鞘瘤（tricholemmoma）、结缔组织增生性毛鞘瘤（desmoplastic tricholemmoma）和倒置性毛囊角化病（inverted follicular keratosis）

外根鞘分化和鳞状旋涡在面部尤其是鼻部附近的寻常疣消退过程中常有发生。毛囊上皮向外根鞘分化构成内生性疣的一部分，通常称为毛鞘瘤。结缔组织增生性毛鞘瘤是毛鞘瘤的一个少见变异型。鳞状旋涡即角质细胞形成涡旋，表现为皮脂腺导管通过毛囊漏斗上皮增生形成螺旋，出现在内生性寻常疣中则表现为倒置性毛囊角化病。毛鞘瘤和倒置性毛囊角化病的组织病理学改变常常出现在寻常疣消退期病变。

临床特点 毛鞘瘤为好发于老年人面部的单个皮色疣状丘疹，肿瘤很小，通常＜8 mm，表面粗糙或光滑。如为面颈部多发皮损，则常为Cowden病，表现为口、鼻、耳周围的多发性丘疹，通常伴有掌跖角化性丘疹改变。口腔黏膜亦受累，典型表现为牙龈纤维瘤。患者可并发多种体内肿瘤。倒置性毛囊角化病的临床表现类似单发性毛鞘瘤。

组织病理学特点 毛鞘瘤大部分呈寻常疣轮廓，偶尔呈皮角样（图5-17A、图5-18A）。瘤细胞由向外毛根鞘分化的毛囊上皮构成，与表皮相连。表皮可增厚，伴有角化过度或角化不全。毛囊上皮增生呈球茎状，厚度不一，增生的上皮小叶垂直于皮肤表面（图5-17B、图5-18B）。肿瘤小叶由大小不一的上皮细胞构成，核呈圆形或卵圆形空泡状。胞质含有丰富的糖原，呈透明状（图5-17C、图5-18C）。肿瘤团块中央可形成囊腔，内含无定形角质及小的钙化灶。小叶周边细胞呈栅栏样排列，外围绕以强嗜伊红染色、PAS阳性的增厚透明带。

结缔组织增生性毛鞘瘤在肿瘤小叶周边可见典型的毛鞘瘤细胞结构，而小叶中央可见不规则上皮细胞条索位于少细胞性基质内（图5-19），由耐淀粉酶、PAS和阿新蓝染色阳性的物质构成。

倒置性毛囊角化病在彼此相连的肿瘤小叶显示大量鳞状旋涡。而外根鞘分化和鳞状旋涡可能同时发生在同一漏斗上皮增生小叶底部（图5-20、图5-21）。

组织病理学鉴别诊断 主要与寻常疣（verruca vulgaris）相鉴别，其发育成熟的皮损见表皮疣状增生伴浅层的挖空细胞（空泡细胞），颗粒层有粗糙的透明角质颗粒。消退期寻常疣有时不易区分。

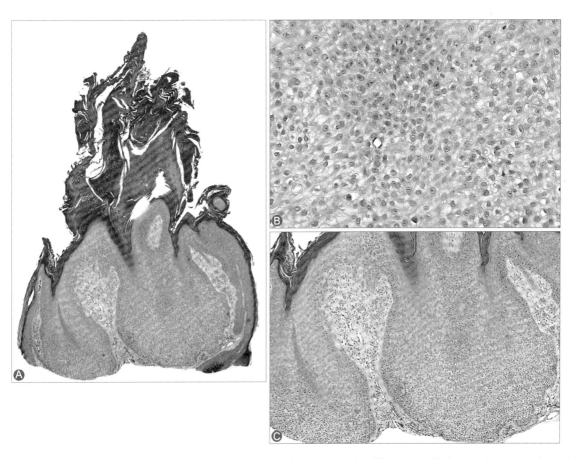

图5-17 （A~C）良性增生轮廓+疣结构伴有毛囊漏斗上皮增生，向外根鞘分化=毛鞘瘤 注释：所谓的"外根鞘瘤"可以认为是外生/内生性寻常疣，疣体漏斗上皮增生被外根鞘分化细胞所取代。

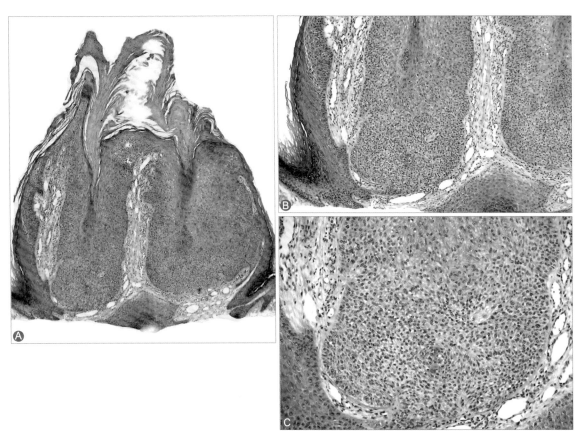

图5-18 （A～C）良性增生轮廓+疣结构+毛囊漏斗上皮增生伴外根鞘分化+肿瘤小叶周边细胞呈栅栏状，围以强嗜伊红染色透明带=毛鞘瘤

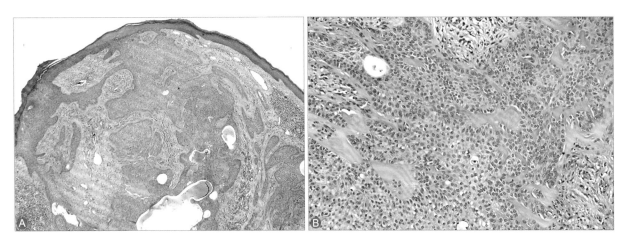

图5-19 （A，B）良性增生轮廓+疣结构+毛囊漏斗上皮增生伴外根鞘分化+肿瘤小叶周边呈典型毛鞘瘤改变+小叶中央可见不规则上皮细胞条索，位于少细胞性间质内=结缔组织增生性毛鞘瘤

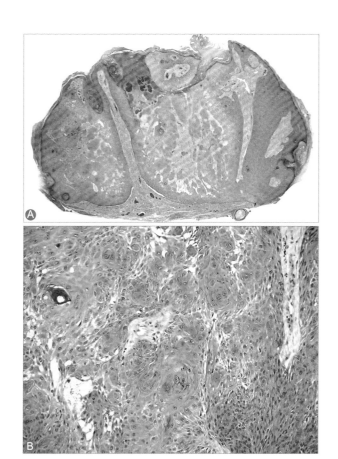

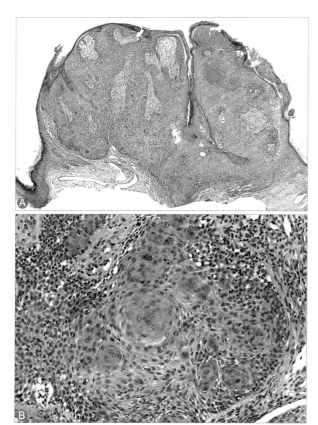

图5-20 （A，B）良性增生轮廓+疣结构，毛囊漏斗上皮增生小叶基底部大量鳞状旋涡=倒置性毛囊角化病　注释：所谓的"倒置性毛囊角化病"可以认为是外生/内生性寻常疣，疣体漏斗上皮皮脂腺导管螺旋增生形成大量的鳞状旋涡。

图5-21 （A，B）良性增生轮廓+疣结构，毛囊漏斗上皮增生小叶基底部大量鳞状旋涡=倒置性毛囊角化病

第 **6** 章

毛囊畸形和囊肿

一、毛囊畸形 (malformation)

　　黑头粉刺痣（nevus comedonicus）是毛囊最常见的畸形形式，又称角化性毛囊痣（keratotic follicular nevus），特征为类似毛囊漏斗的深而宽大的表皮凹陷，形状各异，可深达皮下脂肪层。凹陷扩张充满大量角蛋白。

　　临床特点　皮损为略高于皮面的毛囊性丘疹，大小一致，顶部中央有角栓。皮损常为单侧性，呈线状或带状排列，类似粉刺（图6-1）。通常皮损局限于毛囊皮肤，如面部、颈部，头皮较少发病。青春期皮损可延伸至手掌或足底。皮损

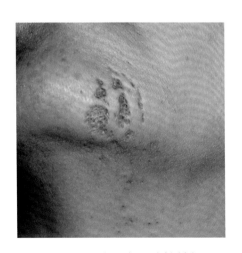

图6-1　下颌颈部黑头粉刺痣

也可能在出生时即发生，与先天性疾病如表皮痣（epidermal nevus）、鱼鳞病（ichthyosis）、线性基底细胞痣（linear basal cell nevus）、毛细血管内弹性瘤（intracapillary elastoma），斯特奇 - 韦伯综合征等有关。黑头粉刺痣综合征伴有先天性指（趾）侧弯、多指（multidigitate）和并指（syndactylia），多数患者有家族史。

　　组织病理学特点　结构模式为深大扩张的漏斗样凹陷垂直于表皮，多个凹陷平行延伸至真皮网状层，甚至接近或达到皮下脂肪层。大量HE蓝染的角质细胞排列成网状或层状，存在于扩张的毛囊和皮脂腺导管。凹陷中央充满大量角质物致漏斗扩张、壁薄。有时漏斗存在显著表皮嵴（epidermal ridges），类似扩张孔改变（图6-2、图6-3）。漏斗壁破裂，内容物进入周围真皮，可引起异物性肉芽肿。

　　组织病理学鉴别诊断

- 寻常痤疮粉刺：漏斗较短，漏斗管中含有丰富的皮脂分泌物。角质细胞排列紧密，HE染色呈红色。
- 扩张孔：皮损单发，毛囊漏斗扩张伴有开口处巨大角栓，侧壁有显著表皮嵴伸入间质。
- 毛鞘棘皮瘤：似峡部上皮细胞增生，呈球状向周围间质突起，突起内侧向皮脂腺导管分化，并内衬以排列紧密的角质层。

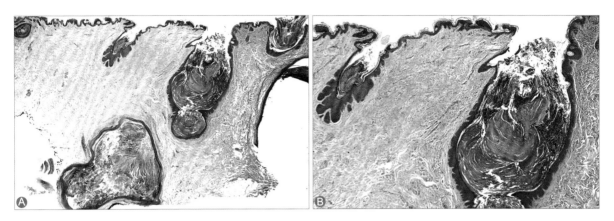

图6-2 （A, B）良性增生结构模式 + 多个平行排列深大漏斗样囊性扩张，延伸到真皮深层甚至到皮下脂肪，囊壁下端扇形排列上皮细胞团块=黑头粉刺痣

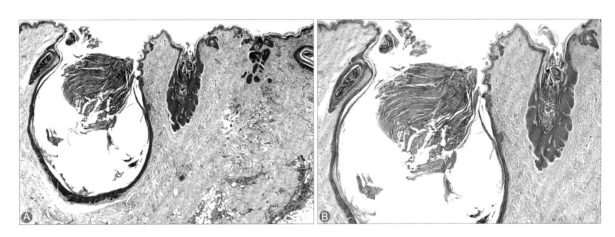

图6-3 （A, B）良性增生结构模式 + 平行排列深大漏斗样囊性扩张，囊壁扇形排列上皮细胞团块=黑头粉刺痣

二、毛囊来源囊肿（cyst）

囊肿是皮肤内含有细胞、液体或两者均有的皮肤囊腔，根据囊壁最接近的上皮结构来进行分类。如囊肿覆以毛囊漏斗部上皮，则为漏斗部囊肿 / 表皮囊肿和扩张孔；如为峡部 - 退行期毛囊上皮，则为峡部 - 退行期囊肿；如为顶泌汗腺和外泌汗腺上皮，则为腺囊瘤（apocrine/eccrine hidrocystoma）；如为皮脂腺导管上皮，则为脂囊瘤（steatocystoma）。

临床特点 临床为单发局限的皮色丘疹或结节，在大汗腺汗囊瘤则为淡蓝色。囊肿破裂致局部红肿或异物反应。表皮囊肿好发于面颈部，尤其是躯干上部。外伤引起的表皮囊肿多位于掌跖，称为外伤性表皮囊肿（traumatic epidermal cyst）。毛发囊肿好发于头皮。大汗腺汗囊瘤好发于眼周。脂囊瘤则好发于颈前、阴囊等部位。

组织病理学特点 结构模式为上皮细胞包围的囊腔。囊壁上皮细胞正常，由于囊腔内液体或固体内容物挤压致上皮细胞扁平。囊肿周围纤维组织被囊肿内容物压缩致紧密排列，如有裂隙可发生于致密纤维组织与周围正常真皮或皮下组织之间（图6-4A）。囊肿破裂内容物释放致周围组织异物肉芽肿反应（foreign body granuloma reaction）（图6-5）。

- 漏斗部囊肿 / 表皮囊肿（infundibular cyst/epidermal cyst）：囊肿内衬上皮和毛囊漏斗

部上皮相同，颗粒层显著。囊内角化细胞正角化过度，呈网篮状或板层状排列（图6-4B，C）。

- 扩张孔（dilated pore）：是漏斗部囊肿伴有囊壁上皮嵴呈指状伸入周围基质，该现象被

认为是囊肿破裂导致周围间质继发纤维组织增生所致。偶尔，显著炎症反应看不到囊壁组织，但可在多核巨细胞内找到被吞噬的角质（图6-6、图6-7）。

- 峡部–退行期囊肿/毛发囊肿（isthmus–

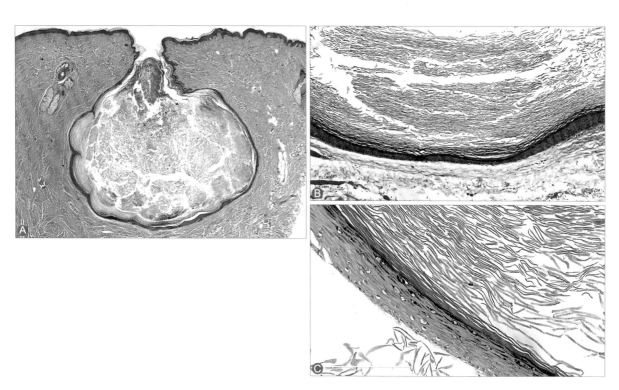

图6-4 （A，B）囊肿结构模式＋囊壁内皮为毛囊漏斗上皮＋显著颗粒层＝漏斗部囊肿

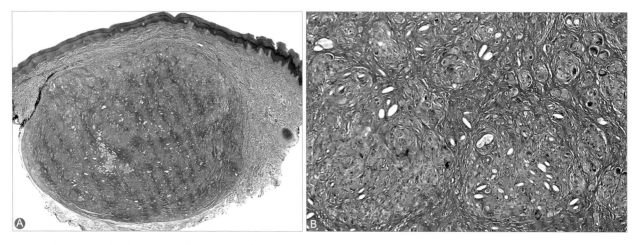

图6-5 （A，B）良性增生结构模式＋囊肿破裂，囊壁看不到，内容物漏出继发肉芽肿＋多核细胞胞质内角蛋白丝＝漏斗部囊肿继发异物肉芽肿　注释：囊肿破裂内容物进入间质，异物巨细胞吞噬角蛋白形成肉芽肿，在表皮囊肿和毛发囊肿常见。

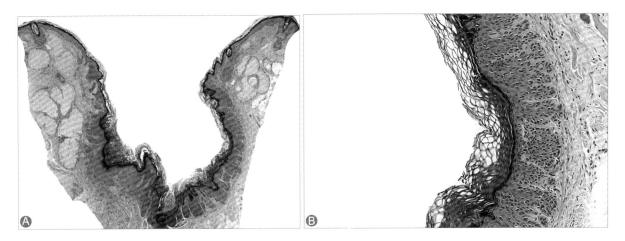

图6-6 （A，B）良性增生结构模式 + 囊壁内皮为毛囊漏斗上皮，显著颗粒层 + 囊壁外侧上皮嵴呈指状伸入间质=扩张孔

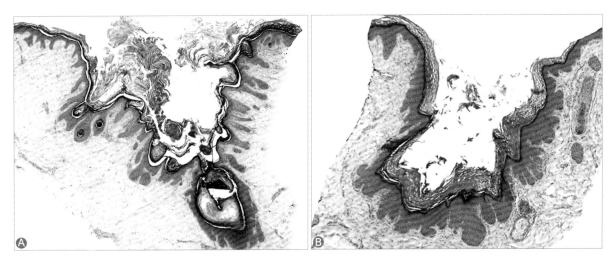

图6-7 （A，B）良性增生结构模式 + 真皮内囊肿结构，囊壁内衬漏斗上皮 + 囊壁外侧上皮嵴呈指状伸入间质=扩张孔　注释：扩张孔实际上是漏斗部囊肿破裂后局部纤维组织增生，囊肿周围指状突起上皮嵴是再生上皮组织的一部分。

catagen cyst/pilar cyst）：囊肿内衬上皮类似峡部或退行期毛囊上皮，而两者在正常情况下相似。颗粒层缺失，细胞间桥不易看到，囊壁内缘细胞呈乳头状或波浪状。囊内角质物为正角化过度，排列致密，均质嗜伊红染色，容易发生钙化（图 6-8、图 6-9）。

组织病理学鉴别诊断

• 汗腺囊瘤（hidrocystoma）：囊壁内衬以顶泌汗腺上皮，可见断头分泌（decapitation secretion），则为顶泌汗腺囊瘤（apocrine hidrocystoma）。如为外泌汗腺上皮细胞，则为外泌汗腺囊瘤（eccrine hidrocystoma）（图 6-10、图 6-11）。

• 脂囊瘤（steatocystoma）：囊壁内衬以皮脂腺导管上皮，可见致密的角质层，边缘呈皱褶样（图 6-12）。

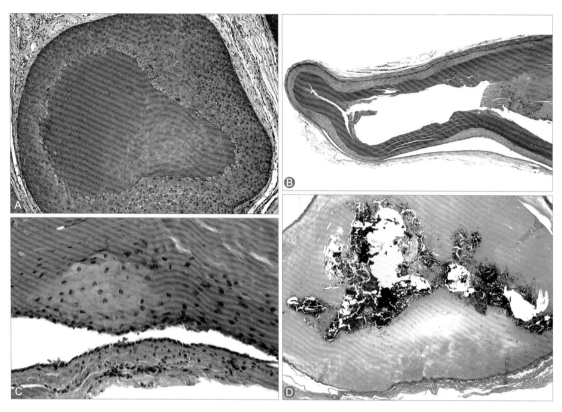

图6-8 （A~D）良性增生结构模式＋真皮内囊肿结构，囊壁内皮为峡部−退行期毛囊上皮＋颗粒层缺失＋容易钙化＝峡部−退行期囊肿　注释：峡部−退行期囊肿不同于漏斗部囊肿，后者和表皮直接相连并开口于表皮。而峡部−退行期囊肿不与表皮直接相连，其周围间质纤维组织致密，提示临床丘疹或结节病变坚实。

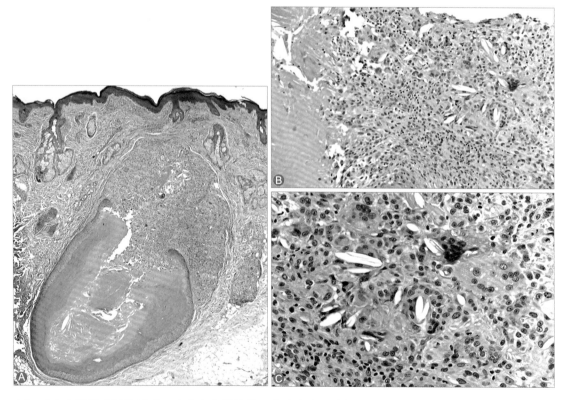

图6-9 （A~C）良性增生结构模式＋真皮内囊肿结构，囊壁内皮为峡部−退行期毛囊上皮＋颗粒层缺失＋囊肿破裂内容物漏出继发异物肉芽肿炎症＋多核细胞胞质内角蛋白丝＝峡部−退行期囊肿继发异物肉芽肿

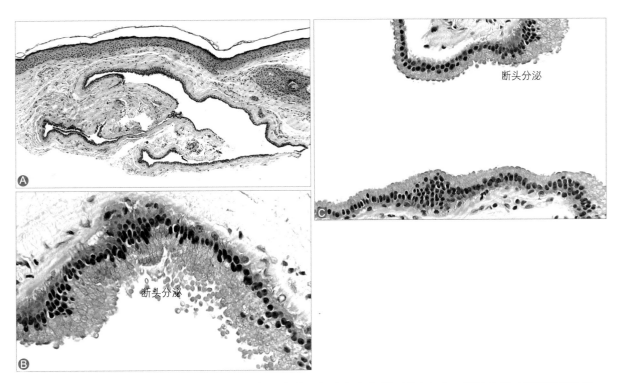

图6-10 （A~C）良性增生结构模式 + 真皮内囊肿，囊壁内皮为顶泌汗腺上皮 + 断头分泌=顶泌汗腺囊瘤

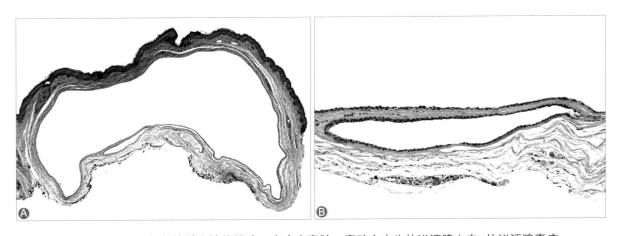

图6-11 （A, B）良性增生结构模式 + 真皮内囊肿，囊壁内皮为外泌汗腺上皮=外泌汗腺囊瘤

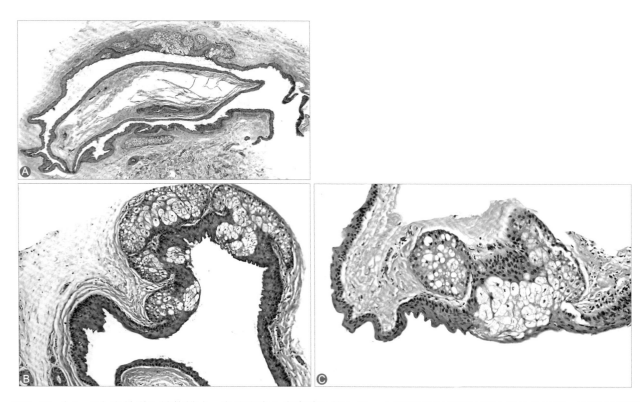

图6-12 （A~C）良性增生结构模式＋囊壁内皮为皮脂腺导管上皮，内壁可见致密伴皱褶边缘的角质层＋囊壁外侧附以皮脂腺小叶，小叶开口于囊腔=脂囊瘤

参考文献

[1] Ackerman AB, Boer A. Histopathologic Diagnosis of Adnexal Epithelial Neoplasms. Ardor Scribendi, 2008.

[2] Griffiths C, Barker J, Bleiker T, et al. Rook's Textbook of Dermatology. 9th Edition.New Jersey: Wiley-Blackwell, 2016.

[3] Calonje JE, Brenn T, Lazar AJ, et al. McKee's Pathology of the Skin. 4th edition. Amsterdam: Saunders, 2011.

[4] 赵辨. 中国临床皮肤病学. 2版. 南京: 江苏凤凰科学技术出版社, 2009.

[5] 单士军. 皮肤性病学临床病理图谱. 北京: 人民军医出版社, 2010.

[6] 单士军. 皮肤性病临床病理诊断. 北京: 人民卫生出版社, 2015.

[7] Shan SJ, Guo Y. Panfollieuloma and histopathologic varants: a study of 19 cases. Am J Dermatopathol, 2014, 36(12): 965-971.